汉竹编著·亲亲乐读系列

准爸爸40周成长记：从好老公到好爸爸

汉竹 编著

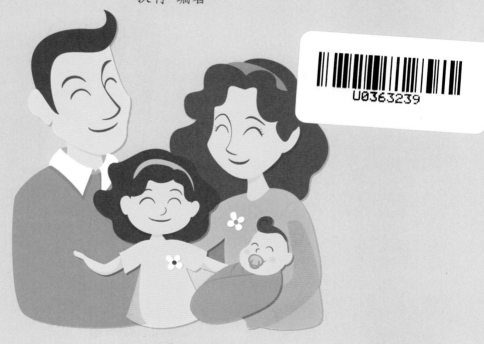

汉竹图书微博
http://weibo.com/hanzhutushu

江苏凤凰科学技术出版社
全国百佳图书出版单位

U0363239

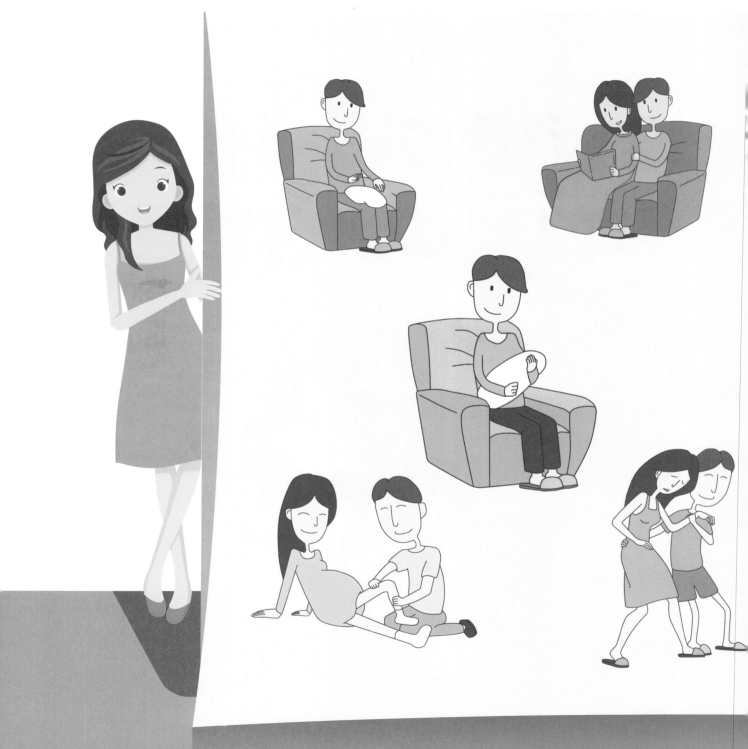

编辑导读

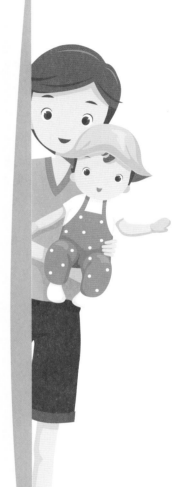

妻子的身体不舒服要不要紧？我能做什么？

怀孕要怎么吃？妻子食欲不好需不需要额外进补？

妻子肚子大起来之后不愿动，我要不要鼓励她去运动？

妻子心情不好我要怎样安慰她？

宝宝现在有多大了？他能不能听见我说话？

······

与过去相比，现在的准爸爸们在妻子怀孕的过程中所扮演的角色更加重要，准爸爸要面临的"困境"也随之增多。

对此，本书总结了准爸爸在妻子怀孕期间可能遇到的情况和关心的问题，按照月份、孕周整理出来，给予准爸爸实用的应对建议，以便准爸爸陪孕妈妈一起安然度过孕期。此外还配有每月孕妈妈产检时的注意事项和准爸爸需要为妻子做的准备，加上相应孕周的推荐饮食和胎教参考，帮助准爸爸提高自己在妻子孕期的参与度，让孕妈妈充分感受到丈夫的爱，也让准爸爸与胎宝宝尽早地开始交流，完成从好老公向好爸爸的"进化"。

准爸爸孕期实用周历

第1周 奇妙旅程开始了，请戒烟戒酒，停用药物。

第2周 请戒掉咖啡，一起学会测排卵。

第3周 谨慎用药，远离辐射，把握受孕时间。

第4周 做孕育预算，看花费有多少。

第5周 月经迟迟不来，带妻子去医院检查，确定是否怀孕。

第6周 妻子出现早孕反应，给她一杯柠檬汁缓解一下孕吐。

第7周 和妻子一起散步，暂时和动物保持距离。

第8周 提醒妻子穿色内裤，发现轻微出血及时就医。

第9周 保持适宜的室内温度，预防妻子感冒。

第10周 提醒妻子孕期洗澡不可大意。

第11周 给妻子准备预防妊娠纹的用品。

第12周 确定建档医院

第13周 督促妻子正确饮水。

第14周 节制"性"生活需要准爸爸配合。

第15周 准备进行唐氏综合征筛查。

第16周 补钙提上妻子的营养日程。

第17周 注意生活细节防过敏，给妻子和宝宝更细致的爱。

第18周 侧卧枕给妻子带来完美睡眠。

第19周 选择大一号的文胸，呵护妻子逐渐"丰满"起来的乳房。

第20周 买几套孕妇装让妻子穿出美"孕"味。

第**21**周 做彩超的时候跟胎宝宝打个招呼吧。

第**22**周 别忘了要进行妊娠期糖尿病检查。

第**23**周 安排好饮食，缓解妻子的水肿情况。

第**24**周 胎动越来越清晰了。

第**25**周 和妻子去拍孕妇照了，记录这值得纪念的时刻。

第**26**周 给腿抽筋的妻子做做按摩。

第**27**周 宝宝用品还缺什么？抓紧备齐吧。

第**28**周 时刻关心妻子的情绪，防止妊娠抑郁。

第**29**周 产检时咨询一下如何自己摸胎位。

第**30**周 前置胎盘不可怕，提醒妻子生活中多加小心。

第**31**周 想在分娩中采取镇痛措施，产检时不妨咨询下。

第**32**周 了解早产的症状，积极预防。

第**33**周 准备好托腹带，减轻妻子负担。

第**34**周 控制饮食，预防巨大儿。

第**35**周 督促妻子锻炼盆底肌。

第**36**周 向过来人取取经，打消妻子对分娩的恐惧。

第**37**周 这周开始，每周进行一次产前检查。

第**38**周 了解待产时的各种情况。

第**39**周 检查待产包，收拾好宝宝的小床。

第**40**周 了解分娩全过程，做好陪产。

孕1月
做好准备等待宝宝到来

孕2月
宝宝来啦

孕3月
关键期的特别保护

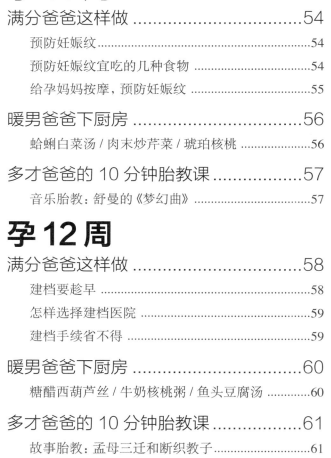

孕4月
快乐孕中期

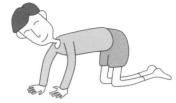

孕5月
胎动带来的喜悦

孕6月
骄傲地挺起肚子

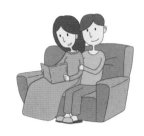

孕 7 月
怎么这么多不舒服

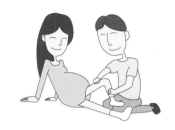

孕 8 月
延续幸福

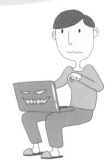

孕 9 月
万分期待

孕 10 月
终于等到这一天

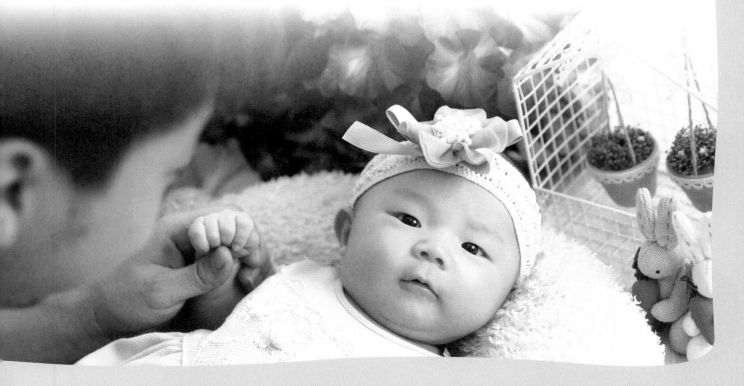

孕 1 月
做好准备等待宝宝到来

你的宝贝：像一条透明的小鱼

本月成熟的卵子从卵泡中排出，有一个幸运的精子也在奋力拼出，与卵子结合，形成受精卵并开始着床。孕 3 周时，小胚胎如同一条透明的小鱼，仅仅是孕妈妈子宫内膜中埋着的一粒绿豆大小的囊泡。准爸爸可不要小看他，不久以后他就会发育成一个漂亮宝宝。

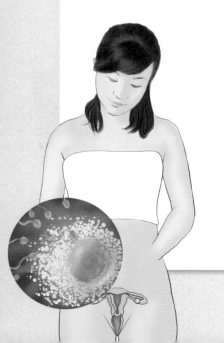

你的妻子：有些嗜睡和敏感

孕妈妈自己可能感觉不到怀孕带来的变化，因为还不到来下一次月经的时间，所以很少有人知道自己已经怀孕。但到了月末，有些孕妈妈会出现疲倦、低热等类似感冒的症状，或出现怕冷、嗜睡等症状，情绪波动也会比较大，烦躁易怒。一定不要忽视，这可能是小宝宝到来的前兆。

➤ 乳房：一般会感觉乳房充盈、沉重、敏感、刺痛，乳晕颜色变深。

➤ 子宫：大小没有变化，但是胎宝宝确实在孕妈妈的子宫内"安营扎寨"并悄悄发育了。

➤ 腹部：和孕前几乎没有什么不同，感觉像是什么都没有发生。

准爸爸必修课

➤ 帮助妻子推算排卵期，以加大受孕的成功率。

➤ 提前戒烟、戒酒、戒药物，因为烟、酒、药物都会对胎宝宝的成长造成不良影响；同时也要像妻子一样，规律作息，均衡饮食。

➤ 多和妻子沟通，共同制定一个孕期日程表，罗列每个月该做的事情。

➤ 尽量陪妻子一起去医院进行检查，一方面能够更好地照顾妻子，另一方面也会让妻子感到温馨，有助于消除妻子的心理压力。

➤ 节制自己的性欲，一旦发现妻子怀孕，应在接下来的 3 个月内避免性生活。

陪老婆去产检，准爸爸这样做

当孕妈妈的身体出现了一些神奇的变化，如乳房变得特别敏感、基础体温居高不下、总是睡不醒、"好朋友"没有如约而至等。这就是身体在提示，生命的种子已经开始生长，记得去医院做个产检。身为准爸爸，也不要偷懒，陪孕妈妈一起做好产检吧！

本月产检项目

➥血液检查：确认是否怀孕，卵子受精后 7 日即可在血清中检测出人绒毛膜促性腺激素（HCG）。

➥了解家族病史：过去用药的历史及产科就诊的记录、个人家族疾病史。

➥血压检查：孕妈妈血压过低和血压过高都不利于怀孕，需尽早检查，及时干预。

➥体重检查：测算身体质量指数（BMI）：BMI＝体重（千克）÷[身高（米）×身高（米）]。

➥验尿：主要检查血糖、尿蛋白、有无泌尿系统感染等。

➥子宫颈抹片检查：从子宫颈部取少量的细胞样品，放在玻璃片上，然后在显微镜下观察是否异常。

➥阴道疾病检查：是否患有阴道炎或其他疾病。

注：以上产检项目可作为孕妈妈产检参考，具体产检项目以医院及医生提供的建议为准。

产检前你需要做的准备

第 1 次做产检，孕妈妈难免激动又紧张，此时更需要准爸爸了解产检前的注意事项，提醒孕妈妈提前做好准备。

尿检最好用晨尿

送验的尿液最好是清晨第 1 次的尿液，因为此时尿液中 HCG 水平较高，检验结果比较准确，所以去医院前不要排尿，或者收集晨尿送到医院检查。

最好空腹

此次检查需要抽血，应空腹去医院，所以检查时间尽量安排在上午 9 点前，这样既符合血液检查的要求，也不会让孕妈妈太过饥饿。准爸爸要提醒妻子当天穿宽松易脱的衣服，以便进行妇科检查。

准爸爸一起去产检

准爸爸可以告诉医生自己的既往健康状况，有无遗传病家族史等，以免孕妈妈单独问诊时出现"一问三不知"的情况，不利于医生做出诊断和指导。

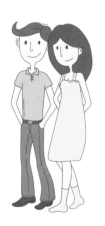

妇科检查不要难为情

在医生进行子宫颈抹片和阴道分泌物检查时，很多孕妈妈会感到恐惧或是难为情。准爸爸要给孕妈妈更多支持和鼓励，告诉她不要怕，尽量放松，并配合医生的检查。

好爸爸看重点

男性要做育前检查	停用的药物	孕育的最佳环境	不宜受孕的情况	准爸爸做到这些
精液检查 泌尿生殖系统检查 传染病检查 全身体检	激素类药物 抑制生精的药物 影响精子成熟的药物 影响射精的药物	避免病毒感染 保持生殖器官健康 保持好的生活习惯 保持好的心理状态	使用避孕药期间 早产或流产后	停止高强度的工作 调整性生活频率 戒烟戒酒 适当健身

看了才知道，准爸爸容易犯的错

叶酸虽然是备孕夫妻不可缺少的营养素，但也不能滥补。体内叶酸含量过高会干扰孕妈妈的锌代谢，而锌元素的缺乏将会影响胎宝宝的发育。

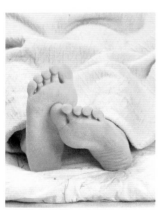

如果怀孕前曾长期服用避孕药、抗惊厥药，最好在孕前 6 个月停止用药，并补充叶酸。

孕 1~2 周
满分爸爸这样做

叶酸对胎宝宝未来的发育起到关键作用，从备孕前就要开始补充。而且这里要提醒准爸爸的是，叶酸补充不是妻子一个人的事，准爸爸也要一同补充。

陪妻子一起补叶酸

叶酸是一种 B 族维生素，对细胞的分裂生长及蛋白质、氨基酸的合成起着重要作用，是备孕期和孕早期应补充的一种维生素。孕前 3 个月内补充叶酸有利于胎宝宝新细胞的生长和神经系统的健康。备孕夫妻之所以要在孕前补充叶酸，是因为叶酸在进入体内后，至少经过 4 周才能作用于身体，而在孕前 3 个月补充叶酸，不仅有助于提升受精卵的质量，还有益于孕早期胎宝宝神经系统正常发育。

备孕夫妻最好一起补充叶酸，因为叶酸会进

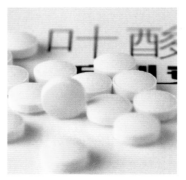

入细胞，参与 DNA 的合成。男性缺乏叶酸会出现精液浓度低、精子活力弱的情况，影响受孕。

食补叶酸的注意事项

叶酸广泛存在于食物中，绿叶蔬菜、新鲜水果、动物类食物中都含有丰富的叶酸。但叶酸具有不稳定性，遇光、遇热易失去活性，蔬菜中的叶酸在储藏两三天后就会流失，而不当的烹饪方法也会使食物中的叶酸大量损失。因此，想要通过食物补充叶酸的备孕夫妻，应该注意尽量多吃新鲜

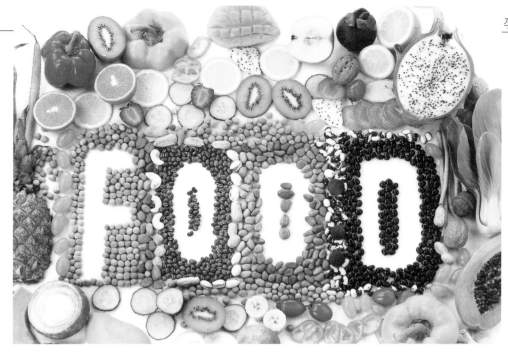

丰富妻子的食谱

叶酸存在于各类食物中，食补叶酸不会导致饮食单一。

蔬菜，以提高叶酸的获取率。在进行烹饪时，不要将蔬菜长时间高温炒、煮或用食用油烹炸，以免使叶酸流失。

为妻子准备富含叶酸的食物

种类	叶酸含量多的食物
蔬菜	莴苣、菠菜、番茄、胡萝卜、青菜、龙须菜、花椰菜、油菜、小白菜、扁豆、豆荚、蘑菇等
水果	橘子、草莓、樱桃、香蕉、柠檬、桃子、李、杏、杨梅、海棠、酸枣、石榴、葡萄、猕猴桃、梨、胡桃等
动物	动物的肝脏、肾脏、禽肉及蛋类，如猪肝、鸡肝、鸡肉、鸡蛋、鹌鹑蛋等
谷物	大麦、米糠、小麦胚芽、糙米等
豆类	黄豆、红豆、以及豆皮、豆腐等豆制品
坚果	核桃、腰果、栗子、杏仁、松子等

"给妻子买叶酸时，要注意妻子服用的叶酸增补剂应为每片中仅含叶酸 400 微克的，与治疗贫血用的每片含有 5 毫克的叶酸片不同，不要买错了。"

叶酸不宜与维生素 C 等营养素同补

叶酸在酸性环境中易被破坏，在碱性和中性环境中比较稳定，而维生素 C 及维生素 B_2、维生素 B_6 在酸性环境中才比较稳定。由于这些营养素与叶酸的稳定环境冲突，如果同时补充，几种营养素的吸收率都会受到极大的影响。鉴于此，在服用叶酸补充剂的时候，应与其他维生素补充剂间隔半小时以上。

暖男爸爸下厨房

孕 1~2 周，精子和卵子还未真正地结合，但是孕妈妈和准爸爸却不能因此忽视营养的全面均衡摄入，孕妈妈在饮食上要保证蛋白质、碘、铁、叶酸等营养素的充足供给。

爸爸懂营养，妈妈更健康

有喝咖啡、浓茶习惯的孕妈妈要尽量戒掉。因为咖啡中的咖啡因会随着孕妈妈的血液循环影响到胎宝宝，而浓茶中的鞣酸会影响食物中铁的吸收，在孕期血容量大增的时候造成孕妈妈贫血。

燕麦南瓜粥

营养功效：此粥中所含的免疫活性蛋白和维生素 B$_6$ 能为受精卵提供充足的营养和热量。

🔵 蛋白质　　🔵 维生素 B$_6$

原料：燕麦 50 克，大米 40 克，南瓜 1/4 个。

做法：1. 南瓜洗净削皮，切小块；大米洗净，浸泡半小时。2. 大米入锅中，加适量水，大火煮沸后换小火煮 20 分钟。3. 加南瓜块，小火煮 20 分钟后加燕麦，继续用小火煮 15 分钟即可。

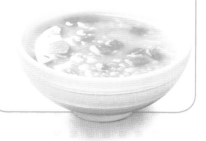

香菇炒油菜

营养功效：本菜清淡、营养，富含多种维生素和叶酸，可预防胎宝宝神经管畸形。

❄ 叶酸　　🔵 维生素 C

原料：干香菇 6 朵，油菜 250 克，盐适量。

做法：1. 油菜清洗干净，切段，梗、叶分开放置；干香菇洗净，用温开水泡发后，去蒂。2. 油锅烧热，放入油菜梗、香菇，炒至六成熟时放入油菜叶同炒，炒熟加盐调味即可。

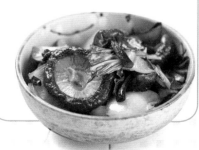

橙黄果蔬汁

营养功效：这款果蔬汁能补充多种维生素和抗氧化成分，提高免疫力，缓解身体疲劳，让正在上班的孕妈妈神采奕奕。

🔵 维生素 C　　🥕 胡萝卜素

原料：苹果 1 个，胡萝卜 1 根，芒果、橙子各半个。

做法：1. 苹果、芒果洗净，去皮，去核；橙子洗净，去皮，去籽；胡萝卜洗净，去皮。2. 将所有材料切成小块，放入榨汁机。3. 加水至上下水位线之间，榨汁后倒出即可。

芒果味甜，果蔬汁中可以不再加糖。

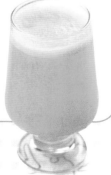

多才爸爸的 10 分钟胎教课

名画胎教：母爱从《摇篮》里开始

孕妈妈、准爸爸应该都听过《摇篮曲》，那么也来看看这幅叫《摇篮》的名画吧。这幅画是法国印象派女画家莫里索的作品，画中母亲和在纱帐内熟睡的婴儿构成了极为深情与和谐优雅的画面。

这幅作品体现了母性的温柔，画面中年轻的母亲注视着自己入睡的孩子，这幅场景就是你们不久之后的生活写照啊！

散文家简媜这样描述这幅画：

挂在摇篮顶的白色纱帐轻柔地泻下，因母亲脸上专注神情的牵引使纱帐宛如世间最柔美的光芒，具有金色阳光的暖度与微风细雨的质感，全心全意拥抱着宁馨儿。

看这画，眼角微湿。

母亲凝睇的眼神是那么纯洁、坚定且充满爱意。

是的，母爱，是从出生开始就伴随我们乃至一生的两个字，看了这幅画，我更相信"母爱"从摇篮里就开始了。

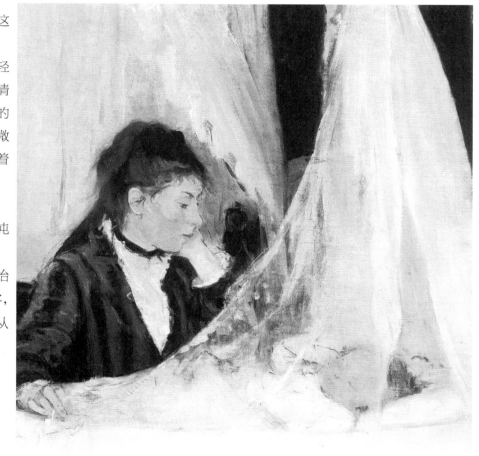

本周胎教推荐　音乐:《春之歌》　运动:和孕妈妈一起去散步　故事:《盘古开天辟地》

好爸爸看重点

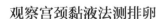

怀孕前准备
提前半年进行孕前
检查
保持营养均衡
避免接触 X 线
避免熬夜

养出强壮精子
戒烟戒酒
适量运动
非排卵期不禁欲
保持适当体重
远离壮阳药

留意排卵信号
体温升高 0.5℃
宫颈黏液呈蛋清状
伴随少量出血
白带略带红色
下腹出现轻微疼痛

用试纸测排卵
月经第 12 天开始
测试
不用晨尿测排卵
10:00~20:00 测试
测量前少喝水

补叶酸
每天 400 微克
不宜过量补充
多补充绿叶蔬菜
坚持补充到孕 3 月

孕 3~4 周
满分爸爸这样做

**看了才知道，
准爸爸容易犯的错**

排卵期内同房，怀孕的概率
会有所提高，但并不意味着
频繁的性生活就一定能受
孕。频繁的性生活不仅对身
体不好，还会降低精子的活
力和质量，反而不利于受孕。

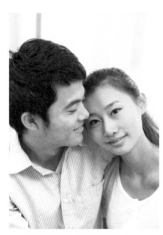

一般来说在排卵日前 2 天到排卵后的 24 小时之内行房会比较容易怀孕。

找准排卵期

在计划怀孕时，孕妈妈掌握自己的准确排卵日期是很重要的。在排卵日前后同房，怀孕概率更大。搞不清排卵日也不要烦恼，下面几个方法都可以让孕妈妈准确找到排卵日，轻松怀上宝宝。

公式推算排卵期

卵子排出的时间一般在下次月经来潮前的 14 天左右。

而对于月经不规律的女性，排卵期计算公式为：

★ 排卵期第一天 = 最短一次月经周期天数 −18 天

★ 排卵期最后一天 = 最长一次月经周期天数 −11 天

测量基础体温测排卵

在一个正常的月经周期内，女性基础体温会有周期性变化。月经开始后一两周内是基础体温的低温期，中途过渡到

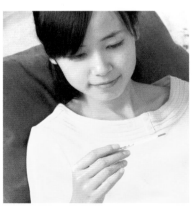

高温期后，再返回低温期时，即开始下次月经。从低温期过渡到高温期的分界点那天，基础体温会降到最低，以这一天为中心，其前两日和后三日称为排卵期。

观察宫颈黏液法测排卵

接近排卵期时，阴道变得越来越湿润，分泌物不仅增多，而且黏液变得像鸡蛋清一样，清亮滑润而有弹性，能拉出很长的丝，且不易拉断，出现这种黏液的最后一天的前后 48 小时之内就是排卵期了。

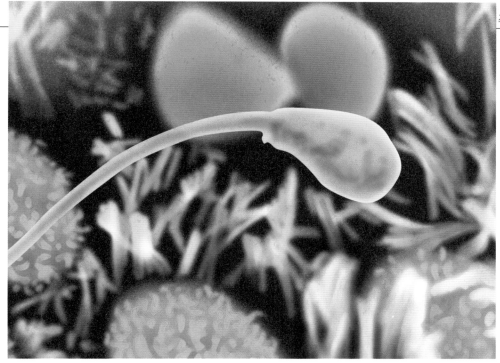

精子其实是"路痴"

虽然每次排出的精子足够多，但是真正向着正确方向行进的精子只占总数的两成左右。

排卵试纸速测排卵

用排卵试纸测促黄体生成素 (LH) 变化，是掌握排卵期时间的好方法。

正常女性体内保持有微量的 LH，在月经中期 LH 的分泌量快速增加，形成一个高峰，并在此后的 48 小时内，刺激卵巢内成熟卵子的释放。

具体测试方法：取出试纸，将测试条有箭头标志线的一端插入尿液中，约 3 秒后取出平放，10~20 分钟内观察结果，超过 30 分钟后的结果无效。

测出的结果有 2 条线，下面一条是检测线，上面是对照线，下面一条颜色比上面浅，表示到排卵期，但尚未到排卵高峰，此时需要连续每天测试；下面一条颜色比上面深或者一样深，表示将在 24~48 小时内排卵。

排卵试纸上没有线表示失效

不管在不在排卵期，排卵试纸上都会显现对照线，若 10 分钟内在显示区无对照线出现，说明试纸已失效。

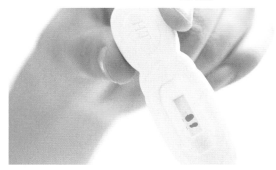

"排卵后，卵子在输卵管内存活时间为 12~16 小时，等待与精子结合。**排卵前 1 周开始，每 2 天性生活 1 次**，使健康精子提前或准时到达输卵管和卵子相遇。"

暖男爸爸下厨房

孕 3~4 周，受精卵着床。孕妈妈此时应该多吃富含卵磷脂、维生素和优质蛋白质的食物，同时还要继续坚持补充叶酸，以保证胎宝宝的健康成长。

爸爸懂营养，妈妈更健康

叶酸、维生素 C 等营养素受热易分解，所以在为孕妈妈补充这两种营养时，食材不要加热太久。另外，由于怀孕后孕妈妈的体质发生变化，更易过敏，所以容易引起孕妈妈过敏的食物和孕前没尝试过的易过敏的食物最好就不要吃了。

紫甘蓝什锦沙拉

营养功效：此菜含有丰富的叶酸和多种维生素，凉拌能最大限度地保存营养。

🍊 叶酸　　🍳 维生素 C

原料：紫甘蓝 2 片，黄瓜半根，番茄 1 个，芦笋 2 根，沙拉酱适量。

做法：1. 将紫甘蓝、黄瓜、番茄、芦笋分别洗净；黄瓜、番茄切小块；紫甘蓝切丝；芦笋切段。2. 芦笋在开水中略微焯烫，捞出后浸入冷开水中。3. 将紫甘蓝丝、黄瓜块、番茄块、芦笋段码盘，挤上沙拉酱，拌匀即可。

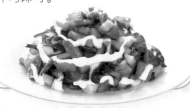

苹果蜜柚橘子汁

营养功效：生津开胃，丰富的维生素 C 能提高身体的免疫力。

🍳 维生素 C　　☢ 膳食纤维

原料：柚子、苹果各半个，橘子 1 个，柠檬汁适量，蜂蜜适量。

做法：1. 柚子去皮、去籽，撕去白膜，取果肉；苹果洗净去皮、去核、切块；橘子去皮、去籽，取果肉。2. 将上述材料全部放入榨汁机中，加入蜂蜜、温开水，搅打均匀，调入柠檬汁即可。

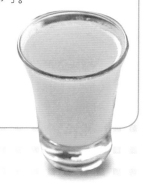

炒黑鱼片

营养功效：黑鱼肉中含蛋白质、脂肪、氨基酸、钙等，可以补益气血。

🐟 蛋白质　　💎 钙

原料：木耳 2 朵，红椒半个，莴苣 1/4 根，黑鱼片 500 克，盐、葱末、姜末、料酒、水淀粉各适量。

做法：1. 黑鱼片洗净，加料酒、水淀粉、盐腌制 10 分钟；木耳泡发，撕成小朵；莴苣洗净去皮切片；红椒切片。2. 黑鱼片下油锅滑熟，捞出。3. 葱末、姜末炝锅后，下木耳翻炒，再放入莴苣片、红椒片，快熟时加入黑鱼片，用盐调味。

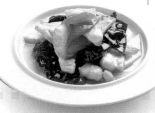

多才爸爸的 10 分钟胎教课

故事胎教：小蝌蚪长大了

　　在池塘中，一个透明的小房子里，小蝌蚪在慢慢长大。他看着身边的世界，真想快点儿出去。一天，他一用劲儿，嗬，圆圆的小脑袋探出来了。又过了一段时间，奇妙的事情发生了——小蝌蚪长长的尾巴旁边长出了两条细细的小腿！满心欢喜的小蝌蚪向岸上望去——哇！小蝌蚪吃惊得张大了嘴，他见到了什么样的景象啊——绿油油的草铺得无边无际，像是一床漂亮又柔软的被子。而且，这被子上还有那么多五颜六色的花朵，互相牵着手，在风中跳舞。

　　"唉，要是我能在那漂亮的花瓣上待一会儿，该多好啊！"小蝌蚪出神地想着。小蝌蚪嘟着小嘴儿去问阔尾鱼叔叔："叔叔，叔叔，如果我长大了，有了好多力气，是不是就能到陆地上去了？""呵呵，"阔尾鱼叔叔笑着回答，"能，只要有梦想，并努力去做，就一定能实现。"一个月后，又有一些奇妙的事情不知不觉地发生了——后腿长出来不久，小蝌蚪的前腿也长出来了。而那小尾巴呢，早就摸不到了。仅仅两个月的时间，小蝌蚪就真的长大了，长成了一个结实漂亮的帅小伙！现在的他褪去了那一身黑衣，换上了绿色的新袍，还有一个白白的大肚皮。"孩子，现在你才真正地长大了，不再是一只小蝌蚪，而是一只强壮健美的青蛙了！"阔尾鱼叔叔这样告诉他。"噢，我长大了！真的长大了！我可以到陆地上去了！"

　　小蝌蚪的梦想终于变成了现实。他弓起身，快活地向草丛中跃去。

本周胎教推荐　　名画：《母与子》　　儿歌：《字母歌》　　情绪：写爱的日记

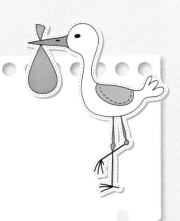

孕2月
宝宝来啦

你的宝贝：逐渐开始有模有样

准爸爸，别看孕妈妈的肚子还没有什么变化，但是在里面，你的宝贝可是正在铆足劲儿发育着呢。这个时候胎宝宝依然被称为"胚胎"。他一植入子宫，就开始分泌化学物质，通知妈妈："我来啦！请让子宫和乳房为我做好准备。"

你的妻子：出现妊娠反应

你的妻子最大的变化是月经停止了，阴道分泌物增多，乳房明显增大，乳头变得更加敏感。从外观来看，腹部依然没有什么变化。但是多数孕妈妈已经开始孕吐了，准爸爸这个月会很忙哦！

➤ 乳房：好像一下子大了不少，有点胀痛，乳晕颜色也加深了，并有小结节突出。

➤ 子宫：大小几乎没有变化，子宫壁为受精卵着床做准备，变得柔软并且稍微增厚。

➤ 腹部：虽然胎宝宝在孕妈妈肚子里发生着巨大的变化，但是从外表上看不出来。

准爸爸必修课

➤ 安慰有妊娠反应的妻子，设法转移她对孕吐的注意力，让她保持心情舒畅。

➤ 给妻子准备好新鲜的水果和点心，方便她随时食用。学做可口的饭菜给她吃。

➤ 如果妊娠反应严重，应当陪护妻子看医生。

➤ 添置防辐射用品，提醒妻子继续补充叶酸。

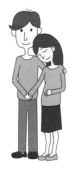

陪老婆去产检，准爸爸这样做

孕 2 月，孕妈妈还不用做正式的产检，但在孕 7 周左右，孕妈妈可以进行 B 超检查，确认怀孕状态。这时孕妈妈可能妊娠反应比较强烈，身体会很不舒服，尤其是闻到医院消毒水的味道，准爸爸最好陪孕妈妈一起去产检。

本月产检项目

➤血压检查：时刻监测孕妈妈的血压值。

➤B 超检查：通过 B 超可计算出胎囊大小，根据胎宝宝头至臀部的长度值即可推算出怀孕周数及预产期，此外还能监测有无胎心搏动及卵黄囊等，及时发现胚胎发育的异常情况。

➤血色素及血细胞比容的检查（血常规）：检查是否有贫血现象。

➤妇科产检：通过医生触摸观察子宫是否增大，是否变得柔软，宫颈是否着色发蓝，阴道黏膜是否充血并着色加深。

➤体重检查：随时监测体重增长情况。

➤尿常规：有助于肾脏疾患早期的诊断。

注：以上产检项目可作为孕妈妈产检参考，具体产检项目以医院及医生提供的建议为准。

产检前你需要做的准备

去医院检查前，提前了解一下产检注意事项，会帮孕妈妈省去不少麻烦，准爸爸也能轻松一点，所以准爸爸提前看看你需要了解的有什么吧。

提醒妻子本月 B 超要憋尿

孕 2 月之前做 B 超，需要孕妈妈憋尿，以便更好地看清子宫内的情况，过了孕 2 月，就不需要憋尿了。在孕 3 月后做 B 超检查时，还要提前排空尿液。不过，当检查肝、肾、脾等脏器时，仍需要事先憋尿。

抽血要空腹

抽血前 1 天晚上 8 点以后应禁食，清晨不要吃早餐，保持空腹。准爸爸备些零食，等孕妈妈抽完血后让她吃一些。

告诉妻子尿检时留取中段尿

女性的尿道口和阴道口比较近，如果不注意的话，尿液往往会被白带污染，不能真实地反映尿液的情况，最好留取中段尿。

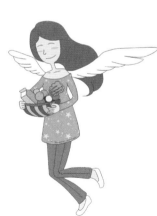

准爸爸合理安排产检项目次序

早晨提醒孕妈妈尽量不排尿，到了医院先做 B 超，然后尿检，再去抽血检查，抽完血可以吃点东西、喝点水再进行其他检查。

好爸爸看重点

成功受孕的表现	其他验孕方法	准爸爸做家务	孕妈妈远离这些岗位	孕妈妈外用药禁忌
停经	测基础体温验孕	搬动重物	常接触化学物品	杀癣净
乳房胀痛	尿检法验孕	爬高弯腰	高温或辐射大的	硝酸咪康唑乳膏
类似感冒的症状	宫颈黏液检查验孕	做饭洗碗	工作环境	抗生素类外用软膏
体温升高	妇科检查验孕	清理浴室	放射线领域	皮质类固醇激素
	B 超检查验孕	整理房间		

**看了才知道，
准爸爸容易犯的错**

太早、太晚验孕，都可能使检验结果不准确。因为人绒毛膜促性腺激素值会随着怀孕周数增加而增加，而一般的验孕试剂在超过一定的数值后就验不出来了。因此，应在成功受孕 10 天后验孕。

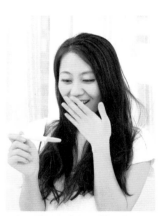

验孕试纸也有保质期，准爸爸要及时更新。

孕5周
满分爸爸这样做

许多准爸爸都非常关心小宝贝什么时候降临，想第一时间知道这个好消息。自备早孕试纸或者验孕棒在家自测是否怀孕是个不错的办法，既简单又有效，还能在第一时间见证这神奇的时刻。

早孕试纸验孕

去医院验孕前，孕妈妈和准爸爸可以在家用早孕试纸测试一下，方法如下：

1. 打开锡纸密封的包装，用手持住纸条的上端，不要用手触摸试纸条实验区。

2. 取一杯尿液（有的试纸包装内附有专用尿杯），最好是晨尿。

3. 将试纸带有箭头标志的一端浸入尿杯（尿样不允许超过 MAX 线），约 3 秒钟后取出平放。

4. 在反应区内出现一条红线为"阴性"，出现平行的两条红线为"阳性"。尿 HCG "阳性"多表示已经怀孕。10 分钟之后仍为一条红线时才能判定为"阴性"。

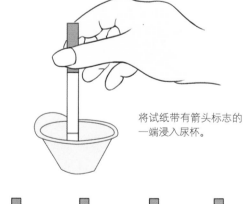

将试纸带有箭头标志的一端浸入尿杯。

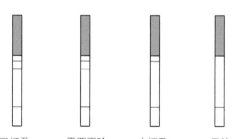

已怀孕	需要再验	未怀孕	无效

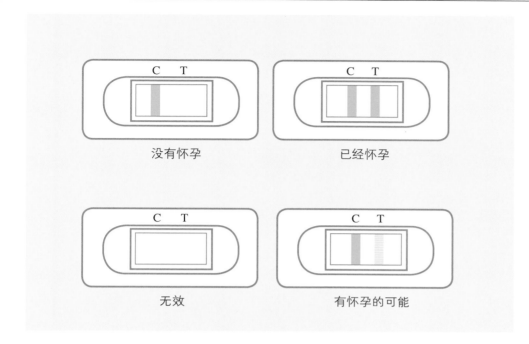

没有怀孕　　　　　　　已经怀孕

无效　　　　　　　　　有怀孕的可能

验孕前不要多喝水

有的孕妈妈为了增加尿液而摄入过多的水分,这会使 HCG 稀释,影响验孕结果。

人体内(包括男性)都存在人绒毛膜促性腺激素,过于敏感的试剂让使用者误以为怀孕。

预产期推算方法

预产期月份:确认怀孕后可以通过以下方法计算出预产期。末次月经月份 −3(或 +9)。如果末次月经是在 3 月份以后,那么就在这个月份 −3(相当于第 2 年的月份);如果最后一次月经是在 3 月份之前,那么就在这个月份上 +9(相当于当年的月份)。

预产期日期:末次月经日期 +7,如果得数大于 30,那么将它 −30 后,得到的数就是预产期日期,不过预产期月份要相应 +1。

验孕棒验孕

1. 将包装铝箔膜袋沿缺口处撕开,取出验孕棒。

2. 如果有的话,戴上盒内所附的一次性塑料薄膜手套,紧捏住验孕棒手柄一端。

3. 用吸管吸几滴尿液,最好是晨尿,挤到验孕棒的吸尿孔。

4. 观察窗中的 C、T 位置,如果同时出现两条紫红色线,表明已怀孕。如果出现一深一浅两条线,对照线 C 的颜色较深,测试线 T 的颜色较浅,表示有怀孕的可能。观察窗中只出现 C 线,表明未怀孕。

验孕试剂未必都准确

验孕试剂出现错误主要有以下两种情况:

已怀孕,但验出来显示没有怀孕。可能的原因包括验孕试剂过期、药剂已失效。

未怀孕,但验出来显示已怀孕。各种验孕试剂都是在测试体内的人绒毛膜促性腺激素,但每个

"不能确定是否怀孕时,可以使用不同品牌的验孕产品再试一下,最后到医院妇产科检查确认是否怀孕,因为验孕试纸的准确率毕竟不是 100%。"

29

暖男爸爸下厨房

本周开始，很多孕妈妈开始出现较为强烈的妊娠反应。此时应选择天然的酸味食物，如番茄、杨梅、酸枣等，但不要吃经过加工的酸味食物，以免损害孕妈妈的身体健康。

爸爸懂营养，妈妈更健康

孕吐时想吃酸，但应该注意山楂对孕妈妈子宫有一定的收缩作用，如果孕妈妈大量食用山楂类食品，就会刺激子宫收缩，甚至导致流产，因此孕早期不要多吃。准爸爸炒菜时也可将菜肴做成酸味，如醋熘土豆丝、醋熘白菜等。

蛋醋止呕汤

营养功效：蛋醋止呕汤能缓解孕吐，并能补充孕吐所造成的营养和水分流失。

🔲 蛋白质　　💧 水分

原料：鸡蛋 2 个，白糖、醋各适量。

做法：1. 鸡蛋磕入碗内，用筷子搅匀，加入白糖、醋，再搅匀。2. 锅置火上，加清水适量，用大火煮沸，倒入鸡蛋液，再次煮沸即可。

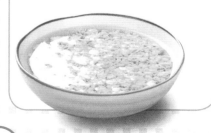

西芹腰果

营养功效：芹菜有助于增进食欲，腰果满足胎宝宝的营养需求。

🍲 不饱和脂肪酸　　🅰 维生素 A

原料：西芹 200 克，腰果 50 克，葱、蒜、酱油、盐各适量。

做法：1. 葱切段；蒜切末；西芹洗净切段片。2. 油锅烧热，放入腰果，炒熟捞出。3. 锅中加少许油，放葱段、蒜末爆香，放入西芹段翻炒，加适量盐、酱油。4. 待西芹片炒熟后，放入腰果，翻炒几下即可。

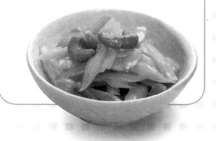

糯米粥

营养功效：此粥滑润黏稠，清香爽口，具有止呕止吐的作用，适于孕妈妈食用。

❄ 碳水化合物　　💧 水分

原料：糯米 50 克。

做法：1. 糯米拣去杂质，淘洗干净，浸泡 2 小时。2. 将糯米放入锅中，加适量清水，大火煮沸，转小火熬煮 45 分钟，直至米粒软烂、汤汁变稠即可。

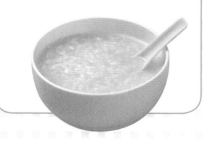

多才爸爸的 10 分钟胎教课

智力游戏：数独

　　数独游戏有趣又益智，准爸爸时常带孕妈妈一起开动脑筋，有助于肚子里的胎宝宝大脑神经和细胞的发育！

　　数独游戏是一个"$n×n$"的数字方阵，每一行和每一列都是由不重复的 n 个数字或者字母组成。1984 年，一家日本游戏杂志提出了"独立的数字"的概念，意思就是"这个数字只能出现一次"或者"这个数字必须是唯一的"，并将这个游戏命名为"数独"（Sudoku）。从此，这个游戏开始风靡全球。

　　游戏规则

　　1.数独游戏在"$9×9$"的方格内进行，"$3×3$"的小方格，被称为"区"。

　　2.数独游戏首先从已经填入数字的格子开始。

　　3.每个格子只允许有 1 个数字，最后保证每一区、每一列、每一行，都是 1~9 这 9 个数字，不能重复，即每个数字在每一行、每一列和每一区都只能出现一次。

9			2		4		1	
	5		9				2	
	4		1				9	7
5				1				
								2
4			5	7		3		9
	5	3			2	1	8	
		2	8					3

数独 1

7								1
9						6	2	8
6		2				5	9	
				8	1			5
7		5			3			
9				6			7	
				5				
2				4			8	6
	4			3				

数独 2

数独 2 答案　　　　数独 1 答案

好爸爸看重点

防吐饮食
吃新鲜酸味蔬果
每天喝 1 杯酸奶
含生姜片
准备减轻孕吐的
食品

准备防辐射服
防辐射服的时效为
3 个月到 1 年
选择透气好的产品
不要经常洗涤
远离高辐射电器

尽量创造良好的工作环境
清洁办公区域
每 2 小时休息一下
少与复印机打交道
放一些防辐射植物

调整饮食习惯
随身备些小零食
换着花样吃鱼
不要只吃素
不要马上进补
不要经常吃辣

远离胎宝宝害怕的事物
香烟和二手烟
酒精
噪声
高温

看了才知道，准爸爸容易犯的错

很多准爸爸认为孕吐会让孕妈妈摄入的营养不够充分，担心影响胎宝宝的发育，因此即使妻子不想吃也劝她硬着头皮吃，这样反而会给孕妈妈造成很大的心理负担。

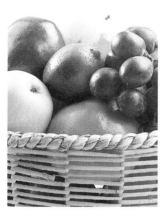

解决孕吐最好的办法是能吃多少吃多少，想吃什么吃什么，适当调整饮食。

孕6周
满分爸爸这样做

孕吐是大部分孕妈妈都有的孕期反应，通常状况下是正常的生理反应。准爸爸在这个月要主动承担起照顾孕妈妈饮食的责任，下厨为孕妈妈烹饪可口的菜肴，每天为她买一些能减轻呕吐的新鲜水果和蔬菜，让孕妈妈在孕期感到幸福。

为孕妈妈准备一些自然酸味食物

怀孕之后，有些孕妈妈爱吃酸味食物，这是因为酸味能够刺激胃液分泌，提高消化酶的活力，促进胃肠蠕动，增加食欲。

营养学家主张孕妈妈的饮食以"喜纳适口"为原则，尽量满足其饮食的嗜好。但应忌食油腻和不易消化的食物，多喝水，多吃水果、蔬菜。少食多餐，每隔两三小时进食一次，食物品种多样化。准爸爸在为孕妈妈准备菜肴的时候，要注意这个原则，既保证妻子的健康又要照顾她的胃口。

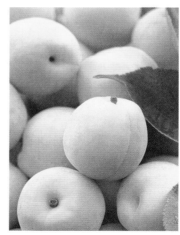

孕吐严重要带孕妈妈去医院

如果妊娠反应严重，频繁恶心呕吐以致孕妈妈不能正常进食，称为"妊娠剧吐"。这样很容易引起营养缺乏和脱水，准爸爸应尽早带孕妈妈去医院治疗，延误治疗不仅损害孕妈妈的健康，也不利于胎宝宝对营养的吸收，从而影响生长发育。

暖男爸爸下厨房

　　胎宝宝的生长发育消耗了大量能量，但是妊娠反应又容易导致孕妈妈没有胃口，所以本周饮食以易消化的食物为主，多选用健胃和中、降逆止呕的食物，如豆芽、橘皮、姜等。

爸爸懂营养，妈妈更健康

妊娠反应会让孕妈妈对荤腥食物不感兴趣，但是有些营养物质，比如维生素 B_{12}，只吃素食是无法摄取的，所以长期吃素不利于胎宝宝的健康发育。准爸爸要尽量尝试新的烹饪方法，让孕妈妈适度吃荤，以免影响胎宝宝发育。

姜汁撞奶

营养功效：这道甜品口感嫩滑，滋补强身，适合孕妈妈在冬天食用。姜汁用老姜磨成，牛奶用全脂牛奶，否则不能令奶汁凝结。

ⓒ 蛋白质　　◇ 钙

原料：全脂牛奶 250 毫升，姜汁 20 毫升，冰糖 10 克。

做法：1. 冰糖加 40 毫升清水煮溶后，再加入牛奶煮至沸滚，继续加热 3 分钟。2. 将沸滚的牛奶马上倒入置有姜汁的碗中，1 分钟后即凝结成非常嫩滑的姜汁撞奶。

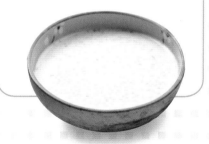

椰味红薯粥

营养功效：红薯含丰富的赖氨酸，可以帮助胎宝宝构建坚固的健康基础。

⊛ 赖氨酸　　⊛ 碳水化合物

原料：红薯 80 克，大米 100 克，椰子半个，花生仁 10 颗，白糖适量。

做法：1. 大米洗净；红薯洗净、去皮、切块；椰子取肉后切小块。2. 先将花生仁泡透，然后放清水煮熟。3. 锅中再加入大米、红薯块和椰肉块，煮熟即可。

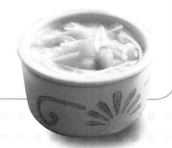

蔬菜虾肉饺

营养功效：这道主食中含有 B 族维生素，可为胎宝宝的发育提供充足的营养。

⊛ B 族维生素　　ⓒ 蛋白质

原料：饺子皮 15 张，猪肉 150 克，香菇 3 朵，虾、玉米粒各 50 克，胡萝卜 1/4 根，盐、五香粉各适量。

做法：1. 胡萝卜洗净切小丁；香菇洗净切小丁；虾去壳去虾线切丁。2. 猪肉剁碎，放入胡萝卜丁、香菇丁、虾丁、玉米粒，搅拌均匀，再加入盐、五香粉制成肉馅。3. 用饺子皮包上肉馅，煮熟即可。

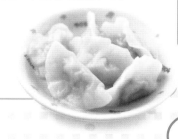

多才爸爸的 10 分钟胎教课

诗歌胎教：艾米莉·狄金森的小诗

夏天刚刚离去

夏天刚刚离去，

蟋蟀就出现，

可那柔和的钟表，

只是催我们回家。

蟋蟀刚刚离去，

冬天就出现，

可那哀婉的钟摆，

遵守着奥秘的时间。

天使

在清晨的露水中，

也许能看见天使，

弯身，采摘，微笑，飞翔：

难道花蕾属于他们？

在阳光最热时的沙滩，

也许能看见天使，

弯身，采摘，叹息，飞翔：

他们携带的鲜花已经枯干。

艾米莉·狄金森（1830~1886），美国女诗人。她的诗歌纯净如水，透亮地反射出人性的本真，她的许多诗歌，用童心去理解，才能品味出滋味。

玫瑰的荆棘

萼片，花瓣和荆棘，

一个普通的夏日清晨，

一阵露水的闪光，一两只蜜蜂，

一股微风，

林中的一只马槟榔——

而我，是一朵玫瑰！

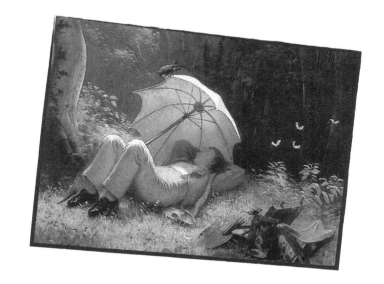

十分钟拓展胎教　　儿歌　　故事　　名画

《种太阳》　　《小壁虎找尾巴》　　《星月夜》

本周胎教推荐

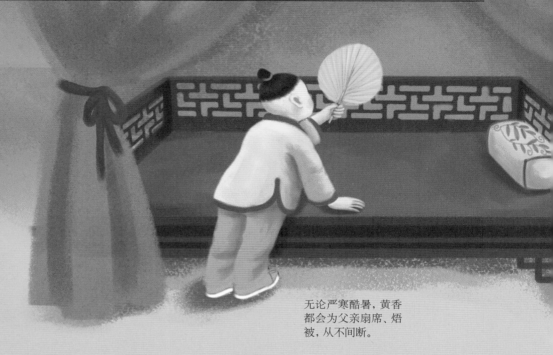

无论严寒酷暑，黄香都会为父亲扇席、焐被，从不间断。

故事胎教：黄香温席

相传东汉时期，在江夏有一个叫黄香的孩子，他和父亲相依为命。

夏天天气热，每天晚上他都先给父亲扇枕席，以便父亲安歇；冬天天气寒冷，他每天晚上都要先上床，用自己的体温把被褥焐热。日复一日，年复一年，黄香的孝行，传遍了左邻右舍，传遍了全县，也传遍了全国。

九岁的孩童能懂得这样孝顺父亲，此事感动了太守刘护，他上书申报朝廷，批准黄香为孝廉，黄香由此成为一位因孝敬长辈而名留千古的儿童。

当时有"江夏黄香，天下无双"的赞誉。黄香小小年纪就有这样的孝心，也使他在做人、求学上有所成就。后来他当了官，做了尚书令，成为以孝闻名、以孝施政的榜样。黄香的事迹被历代传颂，成为著名的"二十四孝"之一。

营养：鸡脯扒小白菜　联想：画出胎宝宝的样子　电影：《龙猫》

好爸爸看重点

剖宫产后再怀孕需注意
剖宫产后两年左右再怀孕
防止腹部受到挤压
发生腹痛尽早就医
最好提前住院待产

停止剧烈活动
震动性很大的运动
快速移动或突然改变方向的运动
竞技运动

适合孕期做的运动
游泳
散步
慢舞
简单伸展操

运动准备
绿植丰茂且开阔的场地
宽松舒适的衣服
合脚防滑的平底鞋
每周运动两到三次

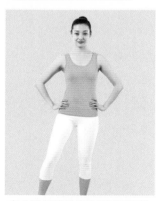

每个孕妈妈的身体状况都不尽相同，不能生搬硬套。

孕7周
满分爸爸这样做

当怀上宝宝后，运动可以增强孕妈妈对自己身体的控制能力，还可以使她感到精力充沛。

陪孕妈妈安全做孕期运动

前三个月，孕妈妈的子宫增大不明显，因此运动起来不会太辛苦。准爸爸要积极陪同孕妈妈运动，在运动时照顾好她的安全。

虽说运动对孕妈妈和胎宝宝都很有益处，但是也要注意细节，提前了解安全注意事项，避免危险的发生。这就要由准爸爸来充当"保镖"了。

准爸爸要有清醒的意识——孕早期是自然流产的相对高发期，胎盘发育不完善，像跳跃、扭曲或快速旋转这样的运动不能做，以免发生危险。在进行运动的时候，准爸爸要给孕妈妈准备宽松

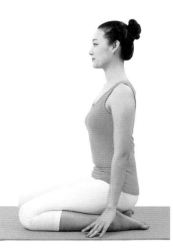

的衣服，穿合脚的平底鞋。

准爸爸也不要让孕妈妈长时间站立运动。若站立时应将两脚稍微分开，略小于肩宽，双脚平直，不要向内或向外。这样站立，重心落在两脚之中，不易疲劳。

若站立时间较长，则将两脚一前一后站立，并每隔几分钟变换前后位置，改变身体重心，这样可以减少疲劳。

如果孕妈妈有这些状况，不适合运动

并非所有的孕妈妈都适合做运动。如果孕妈妈有心脏病，或是肾脏泌

尿系统的疾病，或是曾经有过流产史，是不适合做孕期运动的。

如果孕妈妈阴道出现了不规则出血、提前出现宫缩等现象，是绝不能做任何运动的，必须静养。

运动前需热身

适当的热身活动可使身体更容易适应常规锻炼的要求。热身有助于减轻紧张感，慢慢地活动肌肉和关节，可防止肌肉过度伸展，减少受伤的风险。同时还能刺激血液循环，使孕妈妈和胎宝宝供氧充足。如果不热身，可能引起肌肉痉挛。

适当运动，母子更健康

准爸爸应在孕妈妈怀孕时根据她和宝宝的具体情况安排运动计划，陪同孕妈妈进行适当的运动锻炼，这样对她和胎宝宝都是有好处的。

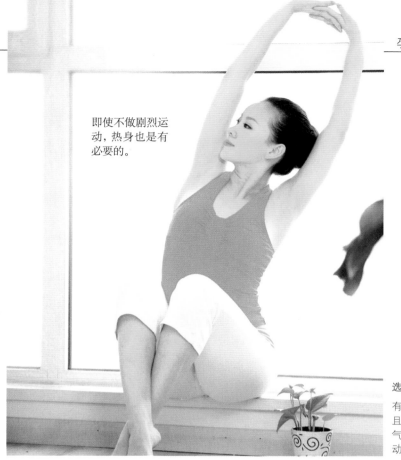

即使不做剧烈运动，热身也是有必要的。

选择有氧运动

有氧运动有一定强度，且不过度消耗摄入氧气，是适合孕妈妈的运动形式。

增强心肺功能

适当的运动能增强心肺功能，可以预防和减轻由怀孕带来的气喘或心慌等现象，增强身体耐力，为最后的顺利分娩做好准备。

帮助消化防便秘

运动能促进消化和排泄，增强新陈代谢，减轻和改善孕期的便秘现象，同时增进食欲。

减少水肿等不适

运动可促进腰部及下肢的血液循环，减轻孕期的腰酸腿痛、下肢水肿等压迫性症状。

改善睡眠

适当的运动还能帮助孕妈妈改善睡眠不佳的状况。医学专家还发现，孕妈妈在运动时胎宝宝也随之运动，胎心每分钟会增加 10~15 次。

"本月很多孕妈妈会出现明显的早孕反应，如果运动时出现厉害的孕吐反应，不要强迫自己继续做运动，可以坐下来休息一会儿，**看看周边赏心悦目的景物。**"

暖男爸爸下厨房

本周孕妈妈的妊娠反应可能依然比较强烈，但胎宝宝身体的各部分器官都在快速地发育中，所以孕妈妈最好选择吃一些营养成分高的食物，如小米、虾、鱼、坚果等食物。

爸爸懂营养，妈妈更健康

在孕妈妈因为妊娠反应而难受时，准爸爸可以变身家里的"大厨"，在给孕妈妈准备营养丰富的菜肴的同时，通过丰富菜品、翻新烹调方式、改变就餐环境，甚至用新颖的食物形状来引起孕妈妈的食欲。

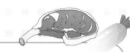

菠菜鱼片汤

营养功效：菠菜含有丰富的叶酸、碘和维生素，可以为孕妈妈补充丰富的营养。

🍊 叶酸　　◎ 碘

原料：鲫鱼肉 250 克，菠菜 100 克，葱段、姜片、盐、料酒各适量。

做法：1. 鲫鱼肉切片，加盐、料酒腌制；菠菜择洗干净，焯水后切段。2. 葱段、姜片入油锅炝香，放入鱼片略煎，加水煮沸，小火焖 10 分钟，放入菠菜段和盐即成。

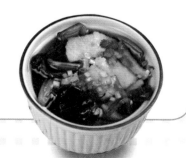

橙汁酸奶

营养功效：橙汁酸奶有很好的健脾开胃的效果，酸甜可口，为孕妈妈和胎宝宝补充维生素和钙的同时，也能让孕妈妈心情愉悦，而且酸奶和柳橙一起食用还会使皮肤变白。

⊛ 维生素 C　　◇ 钙

原料：橙子 1 个，酸奶半袋（约 125 毫升），蜂蜜适量。

做法：1. 将橙子去皮、去籽，榨成汁。2. 将柳橙汁与酸奶、蜂蜜搅匀即可。

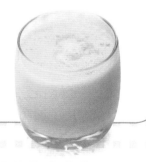

清汤羊肉

营养功效：羊肉中铁、锌、硒含量颇为丰富，具有滋补强体的作用。

🥩 铁　　◉ 锌

原料：羊肉 200 克，白萝卜 50 克，山药、枸杞、盐各适量。

做法：1. 羊肉洗净，切块，余烫后用水洗净；白萝卜、山药洗净，切块。2. 锅中加水，放入羊肉块，煮沸后加入白萝卜块、山药块、枸杞，小火煮至酥烂，加盐调味即可。

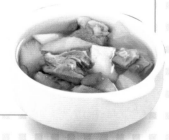

多才爸爸的 10 分钟胎教课

运动胎教：陪孕妈妈去散步

散步不受时间、地点的限制，只要想去就可以。而且只要方法得当，孕妈妈会感到身体得到彻底的放松，连心情也会变得开朗起来，胎宝宝也会感到舒服不少呢！

孕期常散步，还可促进孕妈妈身体血液循环，增强腹部肌肉及骨盆肌肉和韧带的力量，有利于顺产。

准爸爸最好能够陪同一起散步，除了保证孕妈妈安全外，还可以增加夫妻间的交流，培养准爸爸对胎宝宝的感情。

孕期散步注意事项：

不去闹市散步。这些地方的空气中汽车尾气含量很高，过多吸入会对胎宝宝的大脑发育造成影响。

散步刚开始时最好将步子放慢一些，散步距离约 1 千米，先每周 3 次，然后逐渐增加距离和次数。

散步时尽量避开有坡度或有台阶的地方，特别是在孕晚期，以免摔倒。

天气太热时不要去散步，夏季不宜在上午 10 点至下午 3 点之间去散步，以免暑热伤身。

散步时要穿舒适宽松的衣服和舒服的鞋。

好爸爸看重点

这些孕妈妈注意防流产	避免不必要的流产	远离有害护肤品	护牙细节	管理体重
大龄孕妈妈 有流产史的孕妈妈 过瘦的孕妈妈 多胎妊娠的孕妈妈	不做过重的体力活 避免疲劳 避免性生活 防寒保暖	美白霜 指甲油 口红 染发剂	孕前做口腔检查 勤刷牙 勤漱口 选择柔软的牙刷 合适的牙膏	过瘦者增加优质蛋白质和脂肪的摄入 过胖者减少脂肪的摄入

看了才知道，准爸爸容易犯的错

适当地晒太阳可以帮助孕妈妈补钙，但是准爸爸不要阻止孕妈妈防晒。孕妈妈出门时都要做好防晒措施，打把遮阳伞、戴上宽檐的帽子或者戴副太阳镜，物理防晒最简单安全，还能增加时尚感。

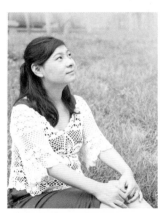

隔着玻璃晒太阳不能促进维生素 D 的生成，所以务必要出门晒太阳。

孕8周
满分爸爸这样做

小心呵护，远离流产

孕 2 月还处于孕早期，胎宝宝在孕妈妈腹中还很不稳定，准爸爸要提醒孕妈妈小心自己的行动和生活细节，避免危险性的动作，以免引起流产。若是出现轻微腹痛、阴道出血等先兆流产症状，也要第一时间到医院就诊。

阴道流血、腹痛——流产第一信号

流产最主要的信号就是阴道出血和腹痛（主要是因为子宫收缩而引起腹痛），出血的颜色可能为鲜红色、粉红色或深褐色，主要根据流血量和积聚在阴道内的时间不同而有所变化。

如果发现孕妈妈阴道有少量流血，下腹有轻微疼痛、下坠感或者感觉腰酸，这就可能是流产的前兆，也是胎宝宝传递的"危险信号"，要及时就医治疗。

先兆流产，这样保胎

经医生确认需要保胎后，孕妈妈要卧床休息，严禁性生活，避免重复的阴道检查，少做下蹲动作，避免颠簸和剧烈的运动，小心便秘和腹泻。焦虑、恐惧、紧张等不良情绪易加重流产症状，准爸爸应给予孕妈妈精神鼓励，让孕妈妈保持心情舒畅。

原则上保胎时间为 2 周，2 周后症状还没有好转的，则表明胚胎可能出现了发育异常，需要进行

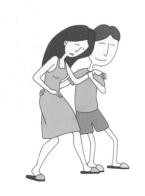

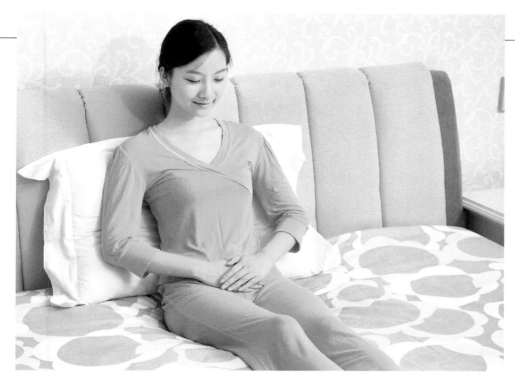

保胎需要多休息。

在医生确认需要保胎后，孕妈妈需要适度静养。

B 超检查及 HCG 测定，以判断胚胎的情况，并采取相应的处理办法。

保胎也要有个度

当出现阴道出血症状时，孕妈妈应及时就医，而不是躺在床上静养。一味地在家卧床静养，自以为这样能保住胎宝宝是很不科学的做法，甚至会引发危险。这时候最好到医院，由医生确认是正常怀孕还是宫外孕，如果为正常怀孕且孕妈妈身体无异常，胚胎发育正常，医生一般会建议进行保胎。但注意，保胎不等于完全卧床静养，保胎也要有个度。

保持心情舒畅

孕期心情要保持舒畅，避免各种刺激，采用多种方法消除紧张、烦闷、恐惧心理。工作上不要有太大的压力，如果压力过大，会导致身体处于亚健康状态，内分泌紊乱，这会对胎宝宝产生不良影响，甚至导致流产。

户外运动促进好心情

适度的户外运动可以缓解孕妈妈焦虑的心情，减轻孕妈妈的压力。

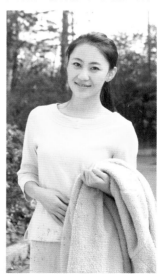

孕早期易流产，**不宜进行性生活**。妊娠反应使孕妈妈性欲和性反应减弱，此时准爸爸要充分理解。

暖男爸爸下厨房

这个时期孕妈妈要及时补充锌、蛋白质、维生素 C 等营养素，以满足胎宝宝发育对营养的需求，这些营养素可以从鱼、蛋、猪、牛、鸡、鸭等的内脏和绿色蔬菜中获取。

爸爸懂营养，妈妈更健康

如果本周孕妈妈的妊娠反应依然强烈，那么饮食应以清淡、易消化为主。如果妊娠反应严重影响了孕妈妈的正常进食，可在医生建议下适当服用综合维生素片。另外，孕妈妈不要拘泥于用餐时间，少食多餐即可。

奶酪手卷

营养功效：紫菜中富含碘，奶酪中富含蛋白质、钙，这道加餐能很好地补充孕妈妈所需的营养素。

◎ 碘　　◇ 钙

原料：紫菜和奶酪各 1 片，糯米饭、生菜、番茄、沙拉酱各适量。

做法：1. 生菜洗净，切丝；番茄洗净，切条。2. 铺好紫菜，再将糯米饭、奶酪、生菜、番茄依序摆上，淋上沙拉酱并卷起即可。

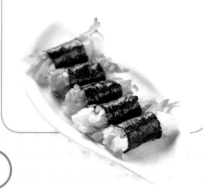

韭菜炒虾仁

营养功效：韭菜富含膳食纤维，可促进排便。虾仁中富含蛋白质、锌、钙，可促进胎宝宝的正常发育。

☢ 膳食纤维　　◉ 锌

原料：韭菜 200 克，虾仁 100 克，葱丝、盐、料酒、高汤、香油各适量。

做法：1. 虾仁洗净，沥水；韭菜择洗干净，切段。2. 油锅烧热，下葱丝炝锅，放入虾仁煸炒，放料酒、盐、高汤稍炒。3. 放入韭菜段翻炒至熟，淋入香油即可。

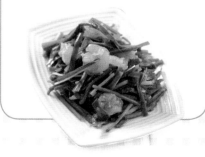

番茄面片汤

营养功效：富含维生素 C 的番茄，和面片一起煮，不仅能补充营养，还很合孕妈妈的胃口。

◉ 维生素 C　　◉ 碳水化合物

原料：番茄 1 个，面片 100 克，盐、香油各适量。

做法：1. 番茄烫后去皮，切丁。2. 油锅烧热，炒香番茄丁，加入水，烧开。3. 加入面片，煮 3 分钟后，加盐、香油调味即可。

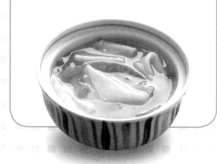

多才爸爸的 10 分钟胎教课

故事胎教：小马过河

一天，马妈妈要小马驮着两袋麦子去磨坊。

小马驮起口袋，飞快地往磨坊跑去。跑着跑着，一条小河挡住了去路，河上没有桥，河水哗哗地流着。小马为难了，心想：我能不能过去呢？

小马向四周望望，看见一头老牛在河边吃草，小马跑过去，问道："牛伯伯，请您告诉我，这条河，我能蹚过去吗？"老牛说："水很浅，刚没小腿，能蹚过去。"

小马听了老牛的话，立刻跑到河边，准备过去。突然，从树上跳下一只松鼠，拦住他大叫："小马，小马！别过河，别过河，危险！"小马吃惊地问："水很深吗？"松鼠认真地说："深得很哩！昨天，我的一个伙伴就掉进了河里！"小马连忙收住脚步，不知道该怎么办才好。他叹了口气说："唉！还是回家问问妈妈吧！"

小马甩甩尾巴，跑回家去，问妈妈该怎么办。妈妈听完他的话，亲切地对小马说："孩子，只听别人说，自己不动脑筋，不去试试是不行的。"

小马跑到河边，刚刚抬起前蹄，松鼠又大叫起来："小马！太危险了！你不能这么做！"小马说："让我试试吧！"他小心地蹚到了对岸。原来河水既不像老牛说的那样浅，也不像松鼠说的那样深。对他来说刚刚可以过去。

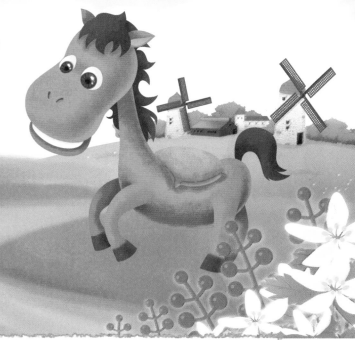

孕3月
关键期的特别保护

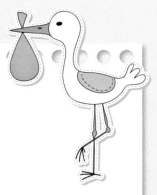

你的宝贝：已经"人模人样"啦

此时的胎宝宝已经"人模人样"了。通过仪器观察，你会发现这时的胎宝宝有令人惊奇的本领，能移动胳膊、手指和脚趾，还能微笑、皱眉和吸吮拇指呢！你看，他正在和你打招呼呢，好像在说："爸爸，你辛苦了，我好爱你呀。"

你的妻子：总想去卫生间

子宫在孕3月末时，已经如拳头大小。由于增大的子宫开始压迫膀胱及直肠，所以孕妈妈排尿次数增加，总想去厕所。乳房的变化更明显了，乳晕和乳头色素沉着更明显，乳头周围还出现了米粒大的小结节。

❥ 乳房：乳房更加膨胀，乳头和乳晕色素加深，同时乳头有少量乳白色的分泌物流出。

❥ 子宫：孕妈妈的子宫大小已经是怀孕前的2倍了，但体重并没有增加。

❥ 腹部：腹围已经有了明显的增长，初步有了孕妈妈的模样。

准爸爸必修课

❥ 对妊娠反应强烈的妻子，准爸爸一定要给予更多安慰和体贴：陪妻子购买孕妇装或鞋子，给她做开胃的饭菜，帮妻子按摩以减轻酸痛。

❥ 积极分担家务，高处取物、抬举、搬动重物这类活准爸爸就包揽下来吧！

❥ 有部分准爸爸也会出现"害喜"症，出现厌食、疲倦、牙疼、沮丧、失眠、急躁之类的症状，有如被妻子的妊娠反应所传染。这些一方面是和妻子感同身受，一方面是因为将要面临的家庭压力所致。准爸爸可以通过和妻子一同参加产前课程、共同阅读孕产类知识来加深对新生活的了解，摆脱心理障碍。

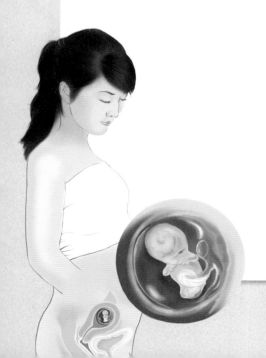

陪老婆去产检，准爸爸这样做

从这个月开始，孕妈妈就进入了正式产检的程序。需要提醒准爸爸的是，有时候产检的项目比较多，排队又要等很长时间，最好能给妻子带上小零食和水，以便及时补充能量。当妻子因为排队而心情烦躁时，准爸爸可以通过聊天等方法转移妻子的注意力。

本月产检项目

➤ **血常规**：如果孕妈妈贫血，不仅会出现产后出血、产褥感染等并发症，还会殃及宝宝，例如易感染、生长发育落后等。

➤ **检查乙肝五项**：孕妈妈如果是乙肝病毒携带者，所生的婴儿，出生 1 年内将有 25%~40% 的可能成为乙肝病毒携带者。若女方是表面抗原阳性，通过婚前卫生指导，告知其怀孕后需要进行乙肝病毒"母婴阻断"，可有效地预防母婴传播，从而降低母婴乙肝病毒感染率。

➤ **尿常规**：尿检有助于肾脏疾患早期的诊断。

➤ **体重**：如果体重增长过快，医生就会给孕妈妈开出控制饮食的方案。当然如果体重增长过慢，医生也会建议孕妈妈多补充些营养。

➤ **多普勒听胎心音**：怀孕第 12 周、第 13 周时，已经能听到胎心音了。

➤ **"四毒"检查**：内容包括风疹病毒、巨细胞病毒、弓形虫病毒、单纯疱疹病毒。

➤ **查艾滋病病毒**：孕妈妈感染艾滋病，病毒可以通过胎盘感染胎宝宝。

➤ **梅毒血清检查**：梅毒可造成流产、早产、新生儿先天性梅毒等。

注：以上产检项目可作为孕妈妈产检参考，具体产检项目以医院及医生提供的建议为准。

产检前你需要做的准备

本月检查项目较多，准爸爸和孕妈妈提前了解下面的内容，会省不少事。

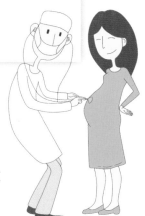

小排畸，提醒孕妈妈憋点尿

本月的小排畸 NT 检查是通过 B 超进行的，应使膀胱充盈，才能使医生看得更清楚。

听胎心前放松心情

到了孕 12~13 周，医生会为孕妈妈听胎心，孕妈妈应放松心情，以免影响结果。

准备一个文件袋

准爸爸最好为妻子准备一个文件袋，将所需的检查单放一起。

准爸爸帮忙排队，节省时间

建档前的检查项目较多，可能在不同的楼层进行，孕妈妈抽血时，准爸爸可帮妻子在其他地方排队。

好爸爸看重点

预防感冒小妙招
注意保暖
勤洗手
少去人员密集处
适宜的温度和湿度

远离辐射较强的常用家电
微波炉
电热毯
吸尘器
加湿器
电磁炉

远离电离辐射
不要经常使用电磁炉、微波炉
不要经常使用电子设备
不要长时间使用电脑
不要长时间看电视

晒太阳要注意
坚持每天晒太阳
控制晒太阳时间
不要隔着玻璃晒太阳
适当使用防晒手段

看了才知道，准爸爸容易犯的错

用食醋熏蒸房间并不能防治感冒。食醋中所含醋酸的浓度很低，根本达不到消毒的效果，如果准爸爸盲目大量使用，反而可能刺激孕妈妈的呼吸道黏膜，引起不适。

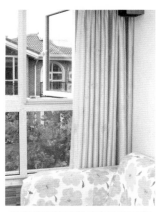

最好的预防感冒的方法是开窗通风，定期通风可有效改善室内空气质量。

孕9周
满分爸爸这样做

随着孕周的增长，孕妈妈会越来越怕热。如果是夏天，更让孕妈妈感到难熬。准爸爸可以为孕妈妈打开空调，但温度不可低于 24℃，且注意开窗换气。

别让孕妈妈贪凉

如果准爸爸让孕妈妈在空调房待着，一定要注意避免温度过低，以防孕妈妈感冒，将空调的温度定在 24~28℃，最好不低于 24℃，室内感觉微凉就可以了，切忌温度太低，和室外温差太大，并且孕妈妈要避免自己正对着空调的冷风。

盖好胎宝宝

夏天，准爸爸和孕妈妈的卧室要注意空气流通，在保证空气流通的同时，睡觉时应用毛巾被盖好腹部，以防胎宝宝受凉。此外，如果孕妈妈上班的话，准爸爸也应该帮她准

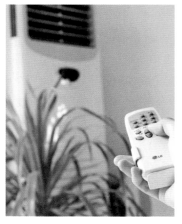

备一条毛毯，午睡或感觉有点凉的时候可以盖上。

不要让孕妈妈在空调房待太久

空调屋里凉爽舒适，但是在里面待久了，孕妈妈可能会像许多人一样，出现头昏、疲倦、心情烦躁的现象。这多半是身体在提醒孕妈妈：小心空调！

一项研究显示，长期在空调环境里工作的人50%以上有头痛和血液循环方面的问题，而且特别容易感冒。这是因为空调使得室内空气流通不畅，负氧离子减少。因此，担

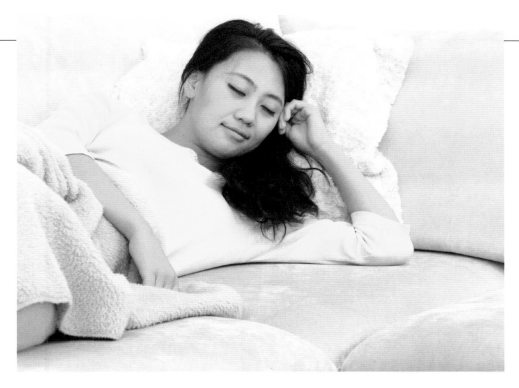

不要小瞧腹部着凉

腹部着凉可能会导致腹泻，而严重腹泻可能会刺激宫缩，引发流产或早产，因此，要注意腹部保暖。

负着两个人的健康责任的孕妈妈，可要特别小心。

孕妈妈贪凉的时候，准爸爸要主动承担起监督她的责任，让她定时离开空调房，并给空调房定时开窗通风。还有，天气不太热的情况下，可以使用电风扇，但不宜直吹。

孕妈妈感冒，你可以这样做

感冒有两类，一类是普通感冒，俗称伤风，大多数由病毒、细菌引起；另一类是流行性感冒，简称流感，是由流感病毒引起的，传染性很强。

普通感冒在不伴发热时，无须进行特殊治疗，孕妈妈只需多休息，多饮开水、注意保暖，口服感冒清热冲剂或板蓝根冲剂等即可，但一定是在有医嘱的情况下使用这些中成药。

高热的孕妈妈应去医院诊治，在医生的指导下合理用药，否则将影响孕妈妈和胎儿的健康。对于高热持续时间长，体温连续三天超过39℃，应立即去医院做产前诊断，了解胎儿是否受影响。

"冬天洗澡时，准爸爸要先将浴室的暖风机或浴霸打开，等到浴室内温度升高后再让孕妈妈进去洗澡，可避免因受冷而患感冒。"

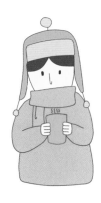

暖男爸爸下厨房

孕妈妈本周的妊娠反应会更强烈一些，但为了胎宝宝着想也一定要坚持吃饭，这时候不用忌口，想吃什么就吃什么，但要尽量避免食用辛辣、油腻的食物，以清淡、有营养的食物为宜。

爸爸懂营养，妈妈更健康

虽然孕妈妈的食欲依然不佳，但是胎宝宝的发育却没有停止，准爸爸可以给实在吃不下多少东西的妻子准备一些营养丰富的小零食，比如核桃、葵花子等，可以为胎宝宝的大脑发育提供充足的维生素E和不饱和脂肪酸。

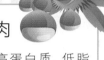

五谷豆浆

营养功效：五谷豆浆富含维生素和碳水化合物，常喝有助于为胎宝宝的成长发育提供营养能量。

⊛ 维生素E　　⊛ 碳水化合物

原料：黄豆40克，大米、小米、小麦仁、玉米糁各10克。

做法：1. 黄豆洗净，浸泡10~12小时。2. 大米、小米、小麦仁、玉米糁和泡发的黄豆放入豆浆机中，加清水至上下水位线间，接通电源，按"豆浆"键。3. 待豆浆制作完成后过滤即可。

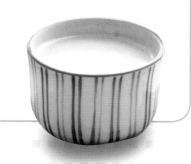

牛奶馒头

营养功效：这道主食富含碳水化合物和蛋白质，可帮孕妈妈补充能量。

⊛ 碳水化合物　　⊛ 蛋白质

原料：面粉200克，牛奶125毫升，白糖、发酵粉各适量。

做法：1. 面粉中加牛奶、白糖、发酵粉和成面团，饧发。2. 发好的面团搓成圆柱，切成小块，放入锅中蒸熟即可。

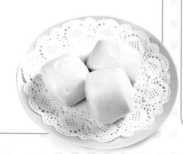

葱爆酸甜牛肉

营养功效：牛肉高蛋白质，低脂肪，适合孕妈妈补充营养。

⊛ 蛋白质　　⊛ 铁

原料：牛里脊肉500克，大葱350克，彩椒丝、香油、料酒、酱油、姜丝、胡椒粉、醋、白糖各适量。

做法：1. 牛里脊肉洗净剔筋膜，切薄片；大葱择洗干净，切片。2. 将牛里脊肉片放碗中，加料酒、酱油、胡椒粉、白糖、姜丝抓匀，再用香油拌匀。3. 油锅烧热，下牛里脊肉片、葱片、彩椒丝，炒至肉片断血色，淋入醋再炒片刻，起锅装盘即可。

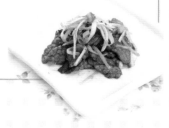

多才爸爸的 10 分钟胎教课

名画胎教:《艾米和她的孩子》

　　美国女画家玛丽·卡萨特一生未结婚,也没有生育过儿女,但是她却画了许多有关母爱的画作。她对母亲和儿女在日常生活中的亲密有着特殊的感情,所以在她的画中经常能够感受到那种浓浓的母爱。

　　这幅《艾米和她的孩子》就出自她之手,画面中,婴儿与母亲放松自然的身体姿态和舒服惬意的眼神,都描摹得十分到位。婴儿胖乎乎的小手轻触母亲的脸颊,这种幸福的感觉,在不久的将来你也将真实地体验到。

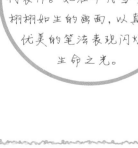

玛丽·卡萨特的画明亮光鲜、积极有活力,母子系列作品是她的代表作。她在平凡当中寻找栩栩如生的画面,以真实、优美的笔法表现闪烁的生命之光。

好爸爸看重点

注重浴室安全	应对孕期皮肤干燥	保持私处卫生	合理使用空调	帮孕妈妈做家务
铺防滑垫	不频繁用香皂洗脸	适度清洁	室内外温差不宜	准爸爸负责力气活
少放杂物	使用补水护肤品	使用温开水即可	过大	承包需登高的家务
安装置物架	洗浴时间不宜太久	不要清洁阴道内部	定时开窗通风	考虑孕妈妈的身体
定期清洁整理	洗浴后使用润肤油	内裤烫洗消毒	不要直吹孕妈妈	承受能力
			保持室内湿度	避免压迫腹部

孕10周
满分爸爸这样做

看了才知道，准爸爸容易犯的错

怀孕后，孕妈妈的新陈代谢会加快，洗澡不仅能使身体保持清洁，还能促进血液循环、消除疲劳。但是准爸爸一定要注意孕妈妈的洗澡频率，每天洗澡次数不要超过3次。

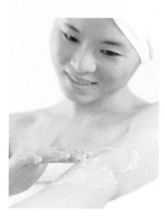

频繁淋浴会给孕妈妈带来不少安全隐患，对皮肤也不好。

为了保持身体清洁、卫生，孕妈妈可以坚持每天洗澡。但孕期洗澡不同于未怀孕时，作为孕妈妈最亲密的人，准爸爸要监督孕妈妈，注意以下事项，才能让孕妈妈健健康康、清清爽爽的。

不宜坐浴

怀孕期间，生殖系统会发生改变，子宫颈口微张，阴道内分泌物减少，孕妈妈自我免疫能力降低。孕妈妈采取坐浴方式，水中的细菌、病毒易进入阴道，会增加孕妈妈感染的机会，所以不宜坐浴。

洗澡时间不宜过长

浴室内环境闭塞，温度高、湿度大、氧气供应相对不足。长时间洗澡会引起全身体表毛细血管扩张，这样血液流入体表较多，使孕妈妈脑部的供血不足，孕妈妈会觉得喘

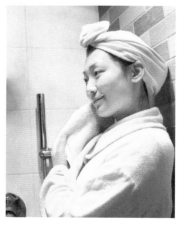

不过气来，严重者还会出现头晕、乏力、眼花、胸闷等症状。

洗澡水温不宜过高

孕妈妈洗澡时水温不宜过高，一般以38~42℃为宜，喜爱热水澡的孕妈妈可以适当提高1℃，但不宜过高。洗澡时孕妈妈血液循环加快，需氧量增加，而浴室都是密闭环境，水温过高产生蒸汽过多，不利于孕妈妈呼吸新鲜空气；同时，过热的水会刺激孕妈妈皮肤，使血液更多流向皮肤，不利于向子宫内输送氧气。

暖男爸爸下厨房

本周要多吃富含蛋白质、镁、维生素 A、维生素 E、膳食纤维和 DHA 的食品，满足胎宝宝不同器官发育的需要。鱼、虾、核桃、红薯等都是这一时期孕妈妈不错的选择。

爸爸懂营养，妈妈更健康

有些准爸爸认为补品能安胎，就给孕妈妈准备了很多滋补的食物，实际上"安胎"与"滋补"是有所不同的。所以不要以为越高级、滋补的食物就越该多吃，科学的饮食才会让孕妈妈和胎宝宝健健康康。

山药黑芝麻糊

营养功效： 山药和黑芝麻富含维生素 E、碳水化合物，美味又营养，有助于促进胎宝宝的健康发育。

🥣 维生素 E　　◎ 碳水化合物

原料： 山药 60 克，黑芝麻 50 克，白糖适量。

做法： 1. 黑芝麻洗净，小火炒香，研成细粉。2. 山药放入干锅中烘干，取出打成细粉。3. 锅内加适量清水，烧沸后将黑芝麻粉和山药粉放入锅内，同时放入白糖，不断搅拌，煮 5 分钟即可。

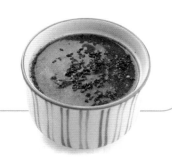

鲜虾芦笋

营养功效： 芦笋含丰富的叶酸和膳食纤维，让孕妈妈胃口好而且吃得健康。

🌼 叶酸　　✿ 膳食纤维

原料： 鲜虾 10 只，芦笋 300 克，高汤 50 毫升，姜片、盐、蚝油各适量。

做法： 1. 鲜虾去壳、去虾线，洗净沥干，用盐拌匀；芦笋洗净，切长条，焯烫至熟，捞出沥干。2. 油锅烧热，放入虾仁炸熟，捞起沥油。3. 爆香姜片，加入虾仁、高汤、盐、蚝油炒匀，浇在芦笋条上即成。

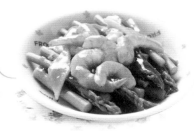

菠菜胡萝卜蛋饼

营养功效： 菠菜、胡萝卜中都富含胡萝卜素，鸡蛋中富含蛋白质，是孕妈妈应当摄取的"营养宝库"。

🥕 胡萝卜素　　◇ 钙

原料： 胡萝卜、面粉各 100 克，菠菜 50 克，鸡蛋 1 个，盐、水果各适量。

做法： 1. 胡萝卜切丝；菠菜切段用热水烫一下。2. 将菠菜段、胡萝卜丝和面粉放在盆中，加入盐、鸡蛋、水，搅拌成糊状。3. 平底锅放油，将面糊倒入，小火慢煎，两面翻烙，直到面饼呈金黄色至熟。4. 将饼切成小块搭配水果食用即可。

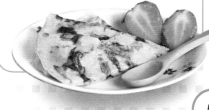

多才爸爸的 10 分钟胎教课

情绪胎教：折一只小狗

孕 3 月的孕妈妈神经特别敏感，常会因一点小事而大动肝火。但这种情绪并不会持续太久，孕妈妈不要有压力，学会接受自己，有时候控制不住脾气没关系，尽力就好。现在就来折一只可爱的小狗，调节自己的情绪吧。

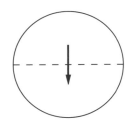

1 用一张圆形纸，沿虚线对折。

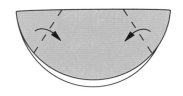

2 沿虚线向箭头方向折。

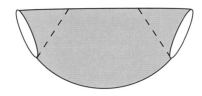

3 把折角拉开，变成小狗的耳朵。

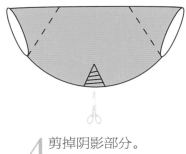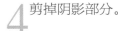

4 剪掉阴影部分。

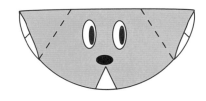

5 画上眼睛和鼻子。

十分钟
拓展胎教　　思维游戏　　　　故事　　　　音乐

做几个脑筋急转弯　　《猴子捞月》　　《土耳其进行曲》

本周胎教推荐

故事胎教：渔夫和金鱼的故事

从前，有个老头儿和他的妻子住在大海边，他们住在一间破旧的泥棚里，整整三十三年。老头儿撒网捕鱼，老太婆纺纱织布。

有一次，老头儿网到一条金鱼。这条金鱼竟跟人一样能开口说话："老爷爷，把我放回海里去吧，我会给你丰厚的报酬。为了赎身，你要什么我都满足你。"老头儿心里有点害怕，他从来没有听说过鱼会说话，于是他把金鱼放回大海，还对它说："我不要你的报酬，你回到大海里去吧。"

晚上，老头儿回到家，告诉老太婆这桩奇事。老太婆生气地说："你太蠢了！哪怕要只木盆也好，我们那只已经破得不成样啦。"第二天，老头儿走向大海，呼唤金鱼。金鱼游过来问道："你要什么呀，老爷爷？"老头儿向它行个礼回答："行行好吧，我的老太婆要一只新的木盆，我们那只已经破得不能再用了。"金鱼回答说："回去吧，你们马上就会有一只新木盆。"老头儿回到家，果然有了一只新木盆。老太婆却不满足："你只要了只木盆。木盆能值几个钱？再到金鱼那儿去，向它要座木房子。"

老头儿又走向大海，呼唤金鱼，向金鱼要了一所木房子。老头儿回到家，原来的破泥棚变成了一座敞亮的木房子。可是，老太婆还不满意，又要当贵妇，做了贵妇还要当女王。最后甚至逼着老头儿去找金鱼，要让她成为海上的女霸王。

老头儿只好无奈地又来找金鱼："行行好吧！老太婆要做海上的女霸王。这样，她好生活在汪洋大海，还叫你亲自去伺候她，听她使唤。"金鱼一句话也没说，只是摇了摇尾巴，游到大海深处去了。

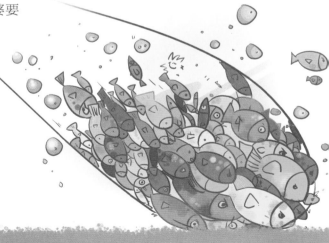

老头儿久久地站在海边等待着回答，可是没有等到，他只得回去见老太婆，回到家一看：依旧是那间破泥棚，老太婆正坐在门槛上，她面前摆放的还是那只破木盆。

营养：陈皮牛肉　　　音乐：《蓝色多瑙河》　　　电影：《玩具总动员》

好爸爸看重点

预防妊娠纹的食物	冬季适度保暖	暂时告别隐形眼镜	添加保健品"过犹不及"	做孕妈妈健康饮食的"把关员"
番茄 西蓝花 猪蹄 黄豆	温暖的室内注意减 少衣服 定时通风 避免穿堂风 保持室内湿度	选择框架眼镜 低度近视摘下眼镜 必要时再用日抛型 隐形眼镜 如有不适及时就诊	维生素适量即可 勿擅自补充营养素 补充营养在于"全" 和"够"	少盐、少味精 不要喝饮料 吃鸡蛋不宜过量 远离桂圆

孕11周
满分爸爸这样做

看了才知道，准爸爸容易犯的错

对乳糖不耐受的孕妈妈来说，豆浆是补充蛋白质的好选择。但是豆浆中含钙量不稳定，所以准爸爸不要把豆浆的补钙作用完全等同于牛奶的效果，应在医生指导下补充一些钙质。

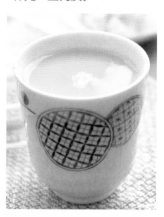

豆腐的蛋白质和钙含量都十分可观，是孕期保证营养均衡的好食材。

准爸爸要提醒孕妈妈，从怀孕早期就应开始预防妊娠纹了。

预防妊娠纹

适度按摩肌肤，尤其是按摩那些易堆积脂肪产生妊娠纹的部位，如腹部、臀部下侧、腰臀之际、大腿内外侧、乳房等，可以有效增加皮肤的弹性，减轻或阻止妊娠纹产生。

按摩的同时也可做些皮肤护理，使用一些橄榄油可保持肌肤滋润，让按摩更容易进行，如果有专业的预防妊娠纹的按摩油效果会更好。准爸爸可以帮妻子选购一些孕妇专用的预防妊娠纹的按摩油，也可以陪妻子到正规的美容院，但要注意应选择那种天然的、对宝宝无影响的、能增强皮肤弹性的按摩霜。

预防妊娠纹宜吃的几种食物

不断出现的妊娠纹困扰着孕妈妈，让孕妈妈烦躁不已。下面推荐几种预防妊娠纹的食材，准爸爸用它们做几道菜，帮孕妈妈赶走恼人的妊娠纹。

对抗妊娠纹"火力较强的武器"就是番茄，它含有的番茄红素有较强的抗氧化能力。

西蓝花含有丰富的维生素 A、维生素 C 和胡萝卜素，能增强皮肤的抗损伤能力，保持皮肤弹性。

三文鱼肉及其鱼皮中富含的胶原蛋白是皮肤良好的"营养品"，能减慢机体细胞老化，使皮肤丰润有弹性，并远离妊娠纹的困扰。

猪蹄中丰富的胶原蛋白可以有效对付妊娠纹，增强皮肤弹性，延缓皮肤衰老。

黄豆中所富含的维生素 E 能抑制皮肤衰老，增加皮肤弹性，防止黑色素沉着。

给孕妈妈按摩，预防妊娠纹

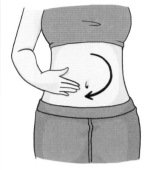 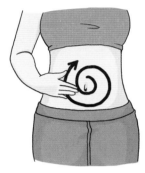

腹部：由肚脐开始，在肚脐周围顺时针方向画圈，慢慢地由小到大，按摩腹部皮肤。

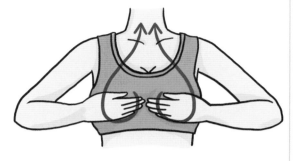

乳房：从乳沟处开始，用指腹由下往上、由内至外轻轻按摩，直到推进脖子、下巴。

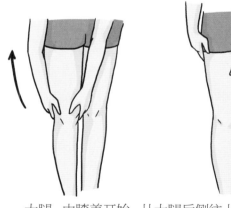

大腿：由膝盖开始，从大腿后侧往上推向髋部。

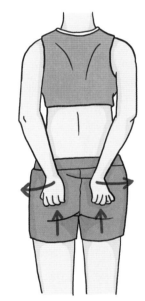

臀部：将双手放在臀部下方，用手腕的力量由下往上，由内向外轻轻按摩。

"适当补充胶原蛋白，有助于增加皮肤弹性，预防妊娠纹的生成，准爸爸可以每两周给孕妈妈做一次猪蹄。"

暖男爸爸下厨房

胎宝宝主要内脏器官开始发育，孕妈妈需要有意识地食用富含锌的食物，比如瘦肉、鱼类、海产品、南瓜、茄子、白菜、豆类、坚果类等含锌丰富的食物。

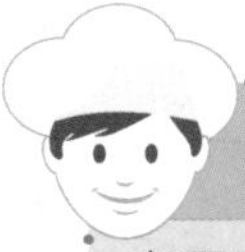

爸爸懂营养，妈妈更健康

如果准爸爸发现孕妈妈没有食欲、味觉减退，有可能是缺锌了。在补锌的时候，准爸爸要注意，尽量不要食用菠菜等富含草酸的食物，如果无法避免，那么就在烹饪前用开水焯烫一下，这样可以有效去除草酸。

蛤蜊白菜汤

营养功效：此汤清淡可口，蛋白质、钾、锌含量丰富，可促进胎宝宝四肢及消化系统的发育。

蛋白质　锌

原料：蛤蜊 250 克，白菜 100 克，姜片、盐、香油各适量。

做法：1. 在清水中滴入少许香油，将蛤蜊放入，让蛤蜊彻底吐净泥沙，冲洗干净，备用；白菜洗净，切块。2. 锅中放水、盐和姜片煮沸，把蛤蜊和白菜块一同放入。3. 转中火继续煮，待蛤蜊张开壳、白菜熟透后即可关火。

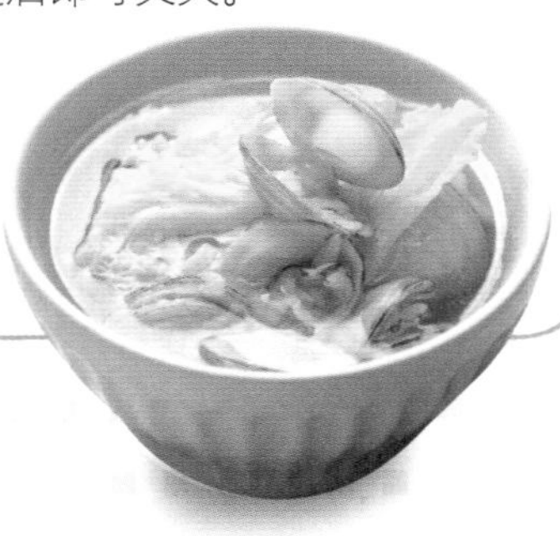

肉末炒芹菜

营养功效：芹菜富含蛋白质和膳食纤维，可促进肠道蠕动，利排便。

蛋白质　膳食纤维

原料：瘦肉 150 克，芹菜 200 克，酱油、料酒、葱花、姜末、盐各适量。

做法：1. 瘦肉洗净，切末，然后用酱油、料酒调汁腌制；芹菜择洗干净，切丁。2. 油锅烧热，先下葱花、姜末煸炒，再下肉末大火快炒，放入芹菜丁，炒至熟时，淋入酱油和料酒，加盐调味。

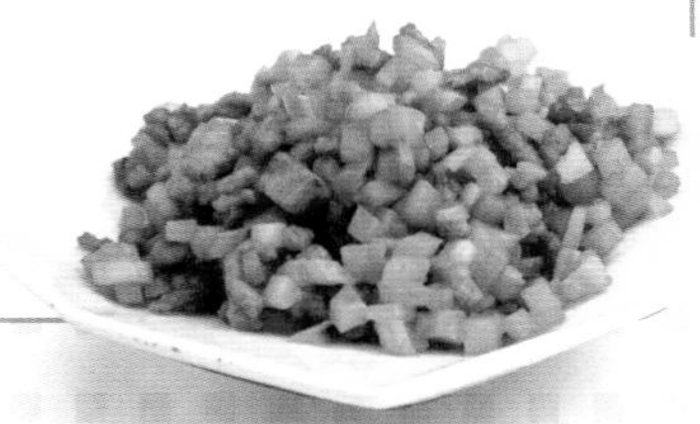

琥珀核桃

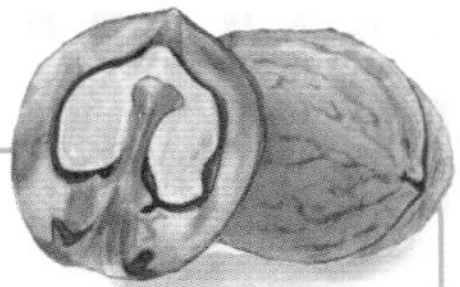

营养功效：核桃仁中的不饱和脂肪酸和多种矿物质能促进胎宝宝脑细胞增殖。

维生素 E　锌

原料：核桃仁 4 颗，冰糖、蜂蜜各适量。

做法：1. 冰糖放入水中煮化，糖水有点黏稠的时候把蜂蜜放入糖水中，搅拌均匀。2. 核桃仁放入糖水中拌匀。3. 将糖水核桃仁放入烤箱，温度调到 160~170℃，烘烤 10 分钟左右。

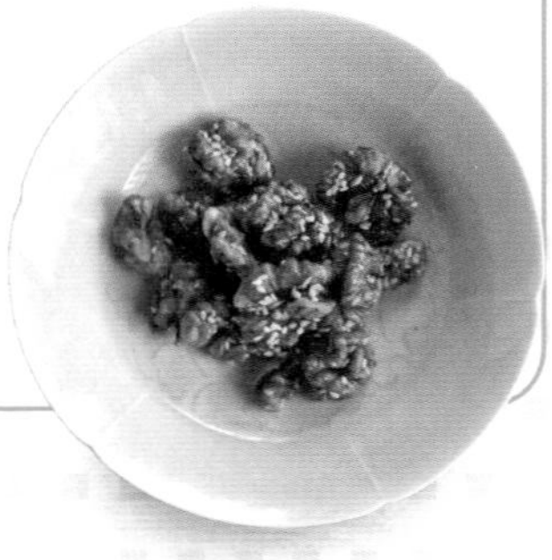

多才爸爸的 10 分钟胎教课

音乐胎教：舒曼的《梦幻曲》

　　《梦幻曲》是德国作曲家罗伯特·舒曼 1838 年所作十三首《童年情景》中的第七首。在《梦幻曲》中，可以明显觉察到诗歌般层层递进但又有些微妙变化的律动感。乐曲用单主题三部曲式写成。一般三部曲的第 2 段，在曲调、性格、节奏上都有所变化，以便前后形成对比，这首曲子也不例外。人们对那四个小节旋律既熟悉又喜爱，那些轻盈融情的歌，是每个聆听此曲的人心中的旋律。它叙述着人们儿时美丽的梦，也抒发着理想世界的温暖、深远与甜蜜。

　　这支旋律所具有高度概括力和无限宽广的适应性，显示出这个梦幻主题是永恒的，也是不朽的，细腻的音乐表情，丰富的和声语言，引人入胜的表现力，使这首乐曲充满了诗情画意，令人百听不厌。

　　乐曲刻画了一个童年的梦幻世界，表现了儿童天真、纯洁的幻想。孕妈妈随着柔美平缓的主旋律，可以进入沉思的梦境，在梦幻中出现美丽的世界，仿佛看见了一个圣洁的小天使，那就是孕妈妈期盼的可爱宝宝。

　　随着《梦幻曲》旋律的变化，孕妈妈可以在梦幻中从一幅图景又转入另一图景，然后在曲调渐渐安静下来的时候，和胎宝宝就在这无限深情和充满诗意的曲子中安然入睡。而和妈妈一起感受或明快或优雅的音乐，将会是胎宝宝新鲜有趣、和谐愉悦的享受。

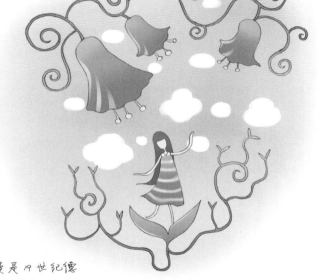

罗伯特·舒曼是 19 世纪德国浪漫主义音乐的典型代表人物。他的钢琴作品主要特色在于其旋律极具个性化的诗意表现，对后世的众多作曲家产生了深远的影响。

好爸爸看重点

语言胎教如何科学高效
语言讲解结合图画
将形象与声音结合
把形象与情感融合

避开上班路上的"雷区"
步行上班慢行，眼观六路
骑车上班只适合孕中期
地铁公交尽量错时
自驾上班避免腹部受压

孕早期需要就医的情况
剧吐
腹痛
见红流血
体温升高

安胎养血的食物
葵花子
动物肝脏
黑芝麻
蜂蜜

看了才知道，准爸爸容易犯的错

产检的普及让准爸爸和孕妈妈更加重视产检，一旦怀孕，就去最大的医院产检，还想方设法找最有名的主任医师。这其实是没有必要的，对于一般的正常产检，在专业的妇产医院就可以了。

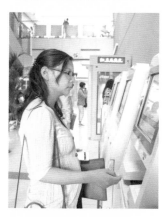

不要过分重视但也不要毫不在乎，一定要选择正规的医院，按时产检。

孕12周
满分爸爸这样做

建档对于孕妈妈和胎宝宝来说，都是一件很重要的事情。建档关系到宝宝和妈妈的健康，也关系到宝宝的未来，所以一定不可以马虎。

建档要趁早

大部分医院都是在孕 3 月的时候进行建档，有的医院还需要提前预约才能建档，所以准爸爸要提前问清楚，带全相关证件。因为建档的时候需要做很多检查，所以这个月的产检准爸爸一定要陪同妻子一起去。

一般只要第一次检查符合要求，医院就会允许建病历（此病历不同于门诊的病历）。关于建档的一些事项，可以打电话或上网咨询各个医院。

如果从其他的医院转过来，虽然可以带着原来医院的化验单，但不全的项目必须要在新医院补做，合格后才可以建病历。

医院为孕妈妈建个人病历，主要是为了全面了解孕妈妈的身体状况及胎宝宝的发育情况，以便更好地应对孕期发生的状况，并为以后分娩做好准备。因此最好能够提前确定自己的分娩医院，并且固定在同一家医院进行产检。

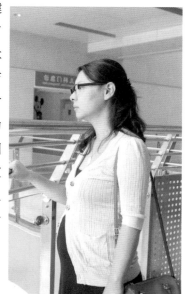

怎样选择建档医院

离家远近。毕竟最后要生的时候，都在家休假了，需要尽快从家赶到医院，一般不会从工作单位去医院。离家近也方便每次产检和家人陪护。

就医环境。专科医院的就医人员比综合医院少一些，交叉感染的概率要小一点。

产后病房条件。是否能够有家属陪护？申请单间病房是否容易？这些都要提前考虑。另外，最好有家属能够陪住的地方。

如果孕妈妈本身有疾病，如高血压、糖尿病、肾病等，最好选择综合医院，这样如果需要多科会诊会很方便。

建档手续省不得

千万不要忽略建病历卡的手续，因为如果不小心在医院的期限之内还没有办理完，孕晚期出现意外的时候，医院不一定正好有病床留给你，而且也无法根据以往检查状况及时地进行救治。

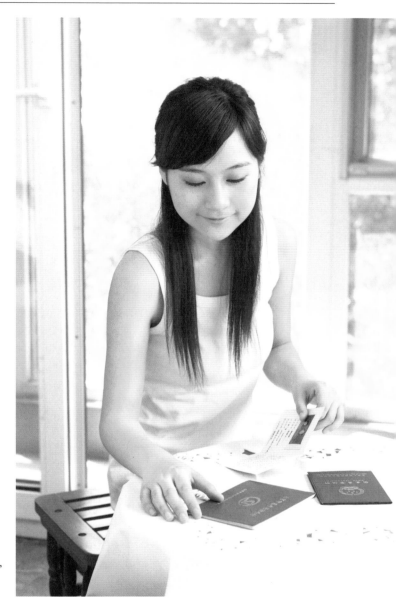

提前咨询建档事宜
建档前，要提前向医院咨询好，问清楚所需的相关证件。

"产前检查的次数和时间间隔是有科学依据的，如果孕妈妈因为不想动、天气不好、产检没作用等理由拒绝的话，准爸爸一定要劝说孕妈妈。"

暖男爸爸下厨房

从本周开始，胎宝宝需要从孕妈妈体内摄取大量的钙。奶类及豆制品是钙的良好来源。日常饮食中，这两类食物缺其一或都没有，钙的摄入量就很难达到推荐值了。

爸爸懂营养，妈妈更健康

牛奶中富含钙，且牛奶中的钙更容易被孕妈妈吸收，以满足孕妈妈和胎宝宝的营养需要。孕妈妈每天喝200~400毫升的牛奶，保证钙等矿物质的摄入的同时，孕妈妈不用担心体重会飙升。

糖醋西葫芦丝

营养功效：西葫芦含有多种B族维生素，可保持细胞的能量充沛，让胎宝宝健康又漂亮。

B族维生素　　膳食纤维

原料：西葫芦1根，蒜末、花椒、盐、醋、白糖、淀粉各适量。

做法：1.西葫芦洗净，去籽，切丝。2.油锅烧热，放入花椒，炸至变色，捞出，剩底油，放入蒜末煸香，倒入西葫芦丝翻炒。3.将盐、白糖、醋、淀粉和水调成汁，沿锅边淋入锅里，翻炒均匀即可。

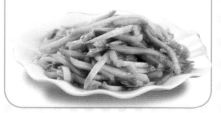

牛奶核桃粥

营养功效：牛奶是钙的极佳来源，核桃富含钙、磷、钾等矿物质，两者搭配，营养丰富而全面，是孕妈妈的滋补佳品，又可促进胎宝宝大脑的发育。

钙　　磷

原料：大米50克，核桃仁10克，牛奶300毫升，白糖适量。

做法：1.将大米淘洗干净，加入适量水，放入核桃仁，中火熬煮30分钟。2.倒入牛奶，沸腾之后即可关火，食用时根据个人口味加入适量白糖即可。

鱼头豆腐汤

营养功效：鱼头豆腐汤富含维生素、不饱和脂肪酸，对孕妈妈补充营养有帮助，可促进胎宝宝智力发育。

不饱和脂肪酸　　维生素E

原料：三文鱼鱼头1个，豆腐50克，姜片、枸杞子、料酒、盐各适量。

做法：1.三文鱼鱼头一切为二，去鳃、洗净，用加了料酒、盐的开水汆烫2分钟；豆腐洗净切块。2.将鱼头、豆腐块放入锅内，加适量水，大火烧开。3.放入姜片、料酒、枸杞子，用小火炖30分钟，加盐调味即可。

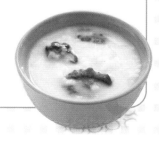

多才爸爸的 10 分钟胎教课

故事胎教：孟母三迁和断织教子

孟子，名轲，战国时期鲁国人（现在的山东省境内）。三岁开始，由母亲单独抚养。

孟子小时候很贪玩，模仿能力很强。他在原来住的地方常常学别人哭拜。母亲认为这样不好，就把家搬到集市附近，孟子又模仿别人做生意和处理猪羊。孟母认为这个环境也不好，就把家搬到学堂旁边。孟子从此就跟着老师学习礼节和知识。孟母认为这才是孩子应该学习的，心里很高兴，就不再搬家了。这就是历史上著名的"孟母三迁"的故事。

有一天，孟子逃学回家，孟母正在织布，看见孟子逃学，非常生气，拿起一把剪刀，就把织布机上的布匹割断了。孟子看了很惶恐，跪在地上请问原因。孟母责备他说："你读书就像我织布一样，织布要一线一线地连成一寸，再连成一尺，再连成一丈、一匹，织完后才是有用的东西。学问也必须靠日积月累，不分昼夜勤求而来。你如果偷懒，不好好读书，半途而废，就像这段被割断的布匹一样，变成了没有用的东西。"

孟子听了母亲的教诲，深感惭愧。从此以后专心读书，发奋用功，身体力行、实践圣人的教诲，终于成为一代大儒，被后人称为"亚圣"。

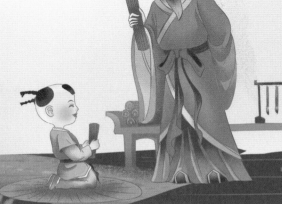

环境对孩子的成长很重要，"近朱者赤，近墨者黑"说的就是这个道理。

本周胎教推荐　　诗歌：《金色花》　　音乐：《爱之梦》　　手工：十字绣欣赏

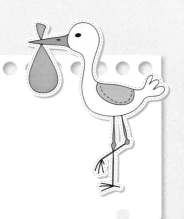

孕4月
快乐孕中期

你的宝贝：能聆听声音了

准爸爸，你知道吗？孕妈妈腹中的这个小家伙已经能够听到声音了，虽然他的耳朵还没有发育完全，但是如果与他说说话或摸摸孕妈妈的肚皮，他也可能会做出反应。胎宝宝现在已经能"动手动脚"，弯曲、伸展手和脚的各个关节，这个月可以尝试多和他说说话或做做胎教，他会很热情地招呼你呢！

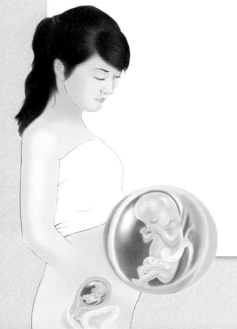

你的妻子：开始"显山露水"了

这个时期，孕妈妈会感受到别人注视的目光了，因为孕妈妈的肚子已经大了起来，开始"显山露水"了。这是正常现象，不必遮遮掩掩地感到不好意思。准爸爸要鼓励妻子大方晒出自己的幸福。

❧ 乳房：乳房明显增大，乳头已经可以挤出一些乳汁了，看上去就像刚分娩后分泌的初乳。

❧ 子宫：此时孕妈妈的子宫越来越大，并大于骨盆，肚脐下会有明显的凸痕，孕妈妈可以在肚脐下方摸到自己的子宫。

❧ 腹部：腹部隆起，看上去已经有孕妇的模样。

准爸爸必修课

准爸爸陪伴妻子散步或参加社交活动，可以增加孕妈妈的活动积极性。

❧ 陪同妻子参加产前培训班，如果因为时间问题，也要适当进修一下孕期和生产知识，学习如何照顾妻子和做好健康监护。

❧ 提醒妻子定期进行孕检，最好一路陪同。有计划地给胎宝宝进行循序渐进的胎教，可以从播放音乐、子宫对话开始。

❧ 如果妻子的身体情况允许，在整个孕中期可以进行适度的性生活，动作幅度不宜过大，注意安全，不要强烈刺激孕妈妈的乳头，以免引起子宫收缩，导致流产。

陪老婆去产检，准爸爸这样做

由于生理和心理变化的影响，孕妈妈会经常不记得一些事情，可能医生前面刚叮嘱完，一会儿孕妈妈就忘记了。因此，准爸爸在陪检时，要把需要注意的事项记录下来，监督妻子照做。

本月产检项目

➤体重检查：若怀孕期间每周平均体重增加超过 0.5 千克，多有水肿或隐性水肿。

➤血压检查：检测孕妈妈是否患有高血压或低血压。

➤水肿检查：如果出现下肢水肿，指压有明显凹陷，休息后水肿不消退，建议测量血压，排查是否患有妊娠高血压疾病。

➤唐氏综合征筛查（简称唐氏筛查）：唐氏筛查是化验孕妈妈血液中的甲胎蛋白（AFP）、人绒毛膜促性腺激素（HCG）、游离雌三醇（uE3）和抑制素 A（Inhibin-A）的浓度，并结合孕妈妈的年龄，运用计算机精密计算出孕妈妈怀有唐氏综合征胎宝宝的概率。

➤测量宫高、腹围：测量宫高和腹围是直接获得胎宝宝生长数据的方式。每次产检时都要测量宫高及腹围。

➤尿常规：便于医生了解肾脏的情况。

➤血常规：例行检查，随时监测孕妈妈身体状况。

注：以上产检项目可作为孕妈妈产检参考，具体产检项目以医院及医生提供的建议为准。

产检前你需要做的准备

产检时间又到了，准爸爸提前了解一下孕妈妈需要做哪些准备，让产检更省时。

提前查看医院是否有唐氏筛查资质

有些医院并没有做唐氏筛查的资质，准爸爸要提前查询。

白带检查前别同房

做白带检查前 1 天，准爸爸和孕妈妈应避免同房。还要避免冲洗阴道，否则会影响检查结果。检查前 1 天可适当清洗一下外阴。

羊膜穿刺不可怕

如果医生建议孕妈妈做羊膜穿刺，就需要配合医生，不要一听到"穿刺"就胆战心惊。

羊膜穿刺检查要提前预约

羊膜穿刺要 15 天左右才出结果，准爸爸可以提前预约检查时间，等待期间心态要平和，不要太急躁。

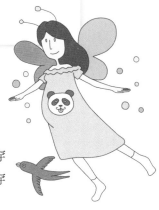

好爸爸看重点

关爱孕妈妈的秀发
无须专门更换洗发水
外出和睡前弄干头发
不要烫发、染发
准爸爸帮孕妈妈洗头

保证充足的睡眠
晚上 11 点前休息
每天睡足 8 小时
有条件就午睡
不要服用安眠药

蚊虫叮咬要注意
不要再用风油精和清凉油
慎用花露水
可涂香皂或牙膏止痒
如有异常及时就诊

选择合适的出行方式
汽车出行路过服务区时下车活动一下
选择火车卧铺的下铺
飞机选择靠近洗手间或过道的位置

**看了才知道，
准爸爸容易犯的错**

很多人认为果汁饮料中含有很多水分，就可以代替白开水了，这是不对的。加工的饮料多含有添加剂，对胎宝宝和孕妈妈不利。自己榨取的天然果汁糖分也较高，喝多了会对体重和肾造成负担。

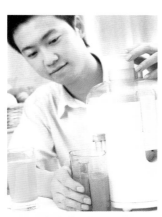

可以选择含糖量较低的蔬果榨汁，榨成之后不要加糖。

孕13周
满分爸爸这样做

　　因为尿频和内分泌变化，孕期对水分的需求量要比平时大，准爸爸要提醒孕妈妈安全饮水，不要以为喝水只是件小事，这里面也是有讲究的，既要保证及时补充水分，又要避免不良水质的危害。

早晨为孕妈妈准备一杯温开水

　　孕妈妈起床后，准爸爸为她准备一杯新鲜的温开水。在早饭前 30 分钟喝 200 毫升 25~30℃ 的新鲜的凉白开，可以帮助孕妈妈温润胃肠，使消化液充分分泌，以促进食欲，刺激肠胃蠕动，有利于定时排便，防止痔疮、便秘。早晨空腹饮水，水能很快被胃肠吸收进入并稀释血液，使血管扩张，从而加快血液循环，补充细胞丢失的水分。

口渴才喝水是误区

　　口渴说明体内水分已经失衡，体内细胞脱水已经到了一定的程度，所以孕妈妈最好不要等到口渴时才喝水。喝水无须定时，次数不限。一般每天可喝 1~1.5 升水，但不宜超过 2 升，孕晚期以 1 升以内为宜。

没烧开的自来水不卫生

　　自来水净化程度还没有达到可以直接饮用的程度。自来水中的氯

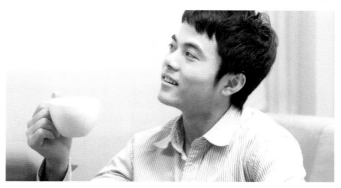

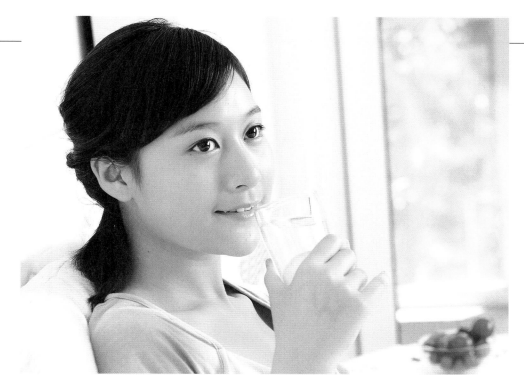

喝一些柠檬水

如果孕妈妈平时不怎么爱喝水，可以喝一些柠檬水，补水的同时还能补充维生素 C。

与水中残留的微生物会对身体产生危害，应烧开后再饮用。

不宜久喝纯净水

纯净水是采取一系列科学工艺处理过的水，虽然非常干净，但是许多人体必需的矿物质也会减少，如果孕妈妈长期饮用，会影响营养的摄入。

喝水不要太着急

喝水太快或者大口大口地喝水，会把很多空气一起吞咽下去，容易引起打嗝或腹胀，因此最好先把水含入口中，再慢慢咽下。

"睡前少喝水，以免夜间尿频影响孕妈妈的睡眠质量，或者加重第二天早上的水肿。"

保温杯沏的茶水危害大

孕期可以喝一些有助消化的绿茶，但不宜将茶叶长时间浸泡在保温杯的水中，会使多种维生素被破坏，茶水苦涩，有害物质增多，饮用后易引起消化系统及神经系统的紊乱。另外，孕妈妈最好不喝浓茶。

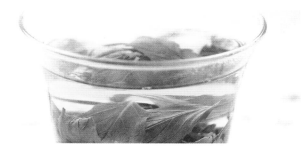

孕期不宜喝普洱、乌龙

普洱和乌龙茶中含有较多的咖啡因和鞣酸，鞣酸还会妨碍铁的吸收，导致孕期贫血，孕妈妈不宜喝。

暖男爸爸下厨房

由于孕早期孕吐严重，所以孕4月开始就要多注意补充营养，但是也不能想吃多少就吃多少，还要注意控制进食量。

爸爸懂营养，妈妈更健康

准爸爸和孕妈妈可能已经发现，前2个月孕妈妈的体重不升反降，于是在食欲好转之后大量进补。其实在经历了孕早期的妊娠反应之后，孕妈妈的体重减轻是正常的，补充营养时注意不要过量了，否则对健康不利。

炝拌黄豆芽

营养功效：黄豆芽中的维生素 B_2 含量是黄豆的 2~4 倍，食用黄豆芽能有效避免胎宝宝发育迟缓。

🅑 维生素 B_2 　☢ 膳食纤维

原料：黄豆芽 150 克，胡萝卜半根，盐、花椒油、香油各适量。

做法：1. 黄豆芽洗净；胡萝卜洗净，去皮切丝。2. 黄豆芽、胡萝卜丝分别焯水，捞出沥干。3. 将黄豆芽、胡萝卜丝倒入大碗中，调入盐、香油拌匀。4. 将热花椒油，泼在上面，搅拌均匀即可。

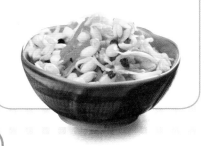

百合粥

营养功效：百合粥有清热去火、去燥、宁心安神、滋阴养肺以及止咳的功效，可以帮助孕妈妈改善牙龈出血的症状。

☢ 膳食纤维 　◉ 碳水化合物

原料：鲜百合 30 克，大米 100 克，冰糖适量。

做法：1. 鲜百合撕瓣，洗净；大米洗净。2. 将大米放入锅内，加适量清水用大火烧开后，转用小火煮。3. 快熟时，加入百合、冰糖，煮成稠粥即可。

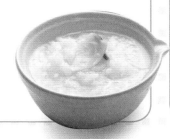

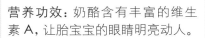

奶酪三明治

营养功效：奶酪含有丰富的维生素 A，让胎宝宝的眼睛明亮动人。

🅐 维生素 A 　◇ 钙

原料：全麦面包 2 片，奶酪 1 片，番茄片、黄油、油菜心少许。

做法：1. 不粘锅预热，放入黄油。2. 黄油融化后，放入第 1 片全麦面包，然后放入奶酪和第 2 片全麦面包。3. 煎 30 秒后，如果全麦面包已经变成金黄色，翻面，将另一面也煎成金黄色。4. 放上番茄片、焯熟的油菜心点缀即可。

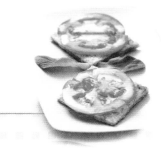

多才爸爸的 10 分钟胎教课

游戏：手影

　　准爸爸可以带着孕妈妈做手影游戏，孕妈妈一起来动动手，可以促进胎宝宝的右脑发育。妈妈心灵手巧，宝宝自然聪明。一边做手影游戏，一边为宝宝讲解整个过程，宝宝会对妈妈更加迷恋。孕妈妈用手影的形式表现出各种小动物的样子，需要手、眼、心的共同协作，这样强烈的信息会让胎宝宝准确地捕捉到。孕妈妈在做动作的时候，准爸爸也要为胎宝宝仔细讲解这些小动物的生活习性和可爱的样子，这样胎宝宝就能喜欢上它们了。

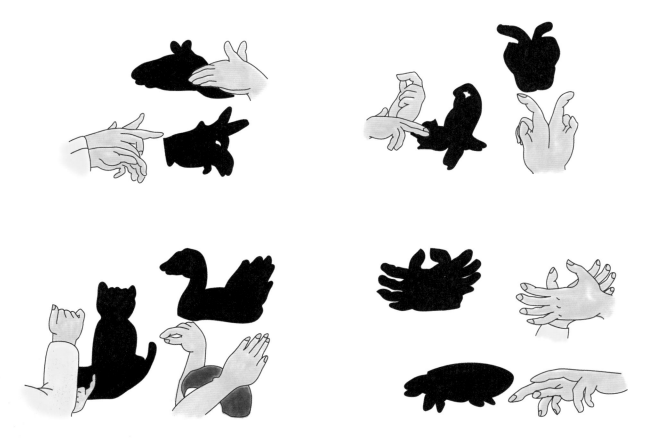

本周胎教推荐　　名画：《海棠蛱蝶图》　　古诗：《静夜思》　　故事：《小蝌蚪找妈妈》

好爸爸看重点

孕妈妈适度锻炼
适当增加运动量
每次锻炼不超过半小时
运动时每分钟心跳以不
超过 130 次为宜
忌剧烈运动

保护孕妈妈的腹部
不穿高跟鞋，以防摔倒
打扫时避免弯腰干活
拿放东西时屈膝下蹲

控制饮食量
每次吃饭不宜吃得过饱
在上午和下午加餐
不要连续吃同一种食物
适当吃些小零食

生活细节要改变
换用性质温和的洗衣液
准爸爸陪同购物
孕吐的孕妈妈远离厨房
避免弯腰、登高、抬举
等动作

看了才知道，准爸爸容易犯的错

有些准爸爸担心在孕期进行性生活会影响胎宝宝智力，事实却与此相反。妊娠中和谐的性生活不仅有利于夫妻和睦，而且更有利于胎宝宝的发育。充满愉悦的激素会促进胎宝宝脑神经的发育。

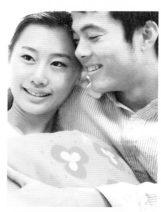

准爸爸要多照顾妻子的感受，不要一意孤行。

孕14周
满分爸爸这样做

进入孕中期后，子宫内的羊水量增多，胎盘已形成，并开始有效地保护胎宝宝的安全。这时流产的风险大大降低，孕妈妈的身体开始适应怀孕状态，因此只要注意方式方法，孕中期孕妈妈准爸爸完全可以快乐放松地享受"性"福。

孕期"性"福提醒

孕期毕竟不同往日，所以下面这几个方面要注意：

使用安全套

安全套可以减少体液的接触，能有效地减少孕妈妈出现阴道感染、子宫颈发炎以及早期破水等情况。

注意卫生

房事前准爸爸要排尽尿液、清洁私处，房事后孕妈妈应立即排尿并洗净外阴，避免真菌进入孕妈妈体内，引起上行性泌尿系统或宫腔感染。

动作轻柔

动作宜轻柔，不宜深入，频率不宜太快，每次时间不超过 10 分钟。

注意体位

选择不压迫孕妈妈腹部的姿势。另外准爸爸要关注孕妈妈的反应，用心找出夫妻双方都舒服的姿势，彼此配合。

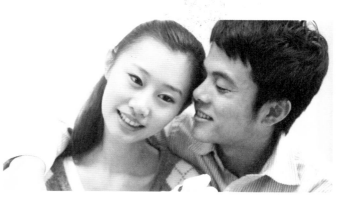

暖男爸爸下厨房

胎宝宝的甲状腺开始起作用，能够自己制造激素了。甲状腺功能活跃时，碘的需求量增加。孕妈妈要适当多吃一些海带、紫菜等含碘丰富的食物。

爸爸懂营养，妈妈更健康

碘遇热易挥发，所以加碘食盐应存放在密闭容器中，于阴凉处保存。炒菜时，菜熟后再加入碘盐。除摄入碘盐外，建议准爸爸至少每周给妻子做一次富含碘的海产食品，如海带、紫菜、鱼、虾等。

海带鸡蛋卷

营养功效：海带富含碘，适当食用可促进胎宝宝的生长发育。

◎ 碘　　◎ 蛋白质

原料：海带 100 克，鸡蛋 2 个，生抽、醋、花椒油、香油、盐、鲜贝露调味汁各适量。

做法：1. 海带洗净，切宽条。2. 清水锅加盐烧开，放海带条煮 10 分钟后过凉水。3. 鸡蛋打散，摊成蛋皮，切宽条。4. 海带摊平，铺上蛋皮卷起，切小段，牙签固定。5. 其他调料调成汁，佐汁同食即可。

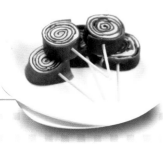

海蜇拌双椒

营养功效：海蜇含碘丰富，青椒、红椒富含维生素 C，这道菜有利于胎宝宝甲状腺的健康发育。

◎ 碘　　◎ 维生素 C

原料：海蜇皮 1 张，青椒、红椒各 30 克，盐、白糖、香油各适量。

做法：1. 海蜇皮洗净、切丝，温水浸泡后沥干；青椒、红椒洗净，切丝备用。2. 青椒丝、红椒丝拌入海蜇丝，加盐、白糖、香油拌匀。

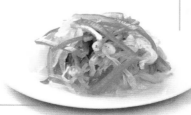

蜂蜜芒果橙汁

营养功效：含有丰富的胡萝卜素、维生素 C 等营养成分。

◎ 胡萝卜素　　◎ 维生素 C

原料：芒果半个，橙子 1 个，蜂蜜适量。

做法：1. 将芒果沿芒果核切开，用水果刀在果肉上划若干交叉线，抓住两端翻面，取出芒果果肉块。2. 将橙肉切块，与芒果肉块一同放入榨汁机中，加入 150 毫升纯净水，搅拌 30 秒左右。3. 搅拌完毕后，加入蜂蜜即可饮用。

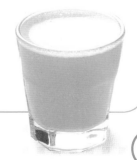

多才爸爸的 10 分钟胎教课

名画胎教：《荷花慈姑花》

这幅《荷花慈姑花》选自意大利人郎世宁的《仙萼长春图册》，画中的荷花娇艳欲滴，蝴蝶栩栩如生，清爽的感觉仿佛把人带到蝉鸣声声的夏日。

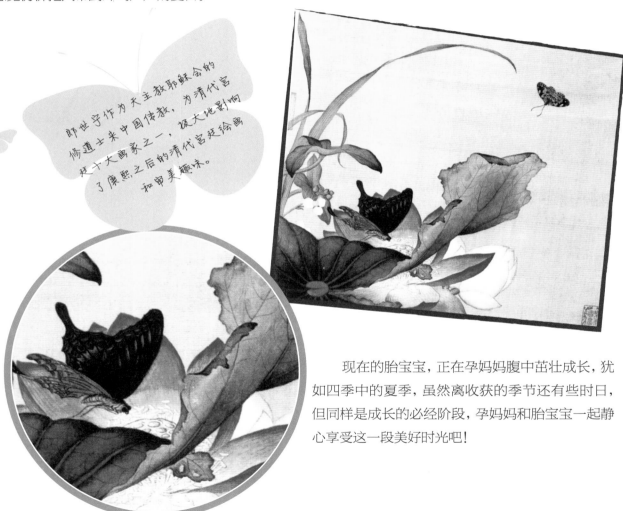

郎世宁作为天主教耶稣会的修道士来中国传教，为清代宫廷十大画家之一，极大地影响了康熙之后的清代宫廷绘画和审美趣味。

现在的胎宝宝，正在孕妈妈腹中茁壮成长，犹如四季中的夏季，虽然离收获的季节还有些时日，但同样是成长的必经阶段，孕妈妈和胎宝宝一起静心享受这一段美好时光吧！

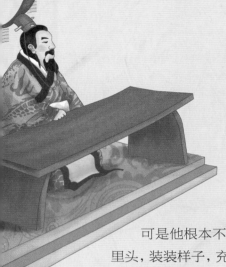

故事胎教：滥竽充数

战国时，齐国有一位喜欢寻欢作乐的国君叫齐宣王。他派人到处寻找能吹善奏的乐工，组成了一支规模很大的乐队。

齐宣王尤其爱听用竽吹奏的音乐，每次演出的排场都不小，总要集中三百名乐工一起吹。

游手好闲、不务正业的南郭先生，知道齐宣王乐队的待遇很优厚，就一心想混进这个演奏班子。

可是他根本不会吹竽，不过他知道齐宣王喜欢所有的乐工一起演奏，自己若是混在里头，装装样子，充充数，谁都看不出来！

南郭先生千方百计地加入了这支乐队。每当乐队演奏时，他就学着别人吹竽时东摇西晃的样子，有模有样地吹奏。由于他学得惟妙惟肖，好几年过去了，居然也没露出破绽。

后来齐宣王的儿子齐湣王继承王位。齐湣王和他的父王一样，也喜欢听竽，但是他却不喜欢合奏，反而爱听独奏，他要求乐工们一个个轮流吹奏给他听。这下子，不会吹竽的南郭先生可慌了，他的心里七上八下的，欺君犯上的罪名他可担待不起啊！眼看就要露出马脚了，他只好赶紧收拾行李，慌慌张张地溜走了。

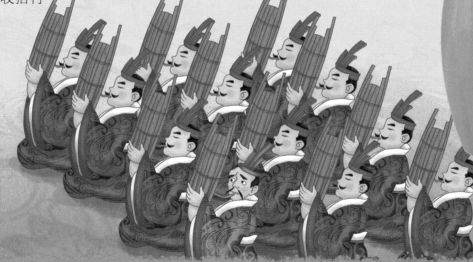

营养：鱼头木耳汤　　　音乐：《梁祝》　　　电影：《狮子王》

好爸爸看重点

孕妈妈要注意防晒
尽量不在正午出门
用孕妈妈专用的防晒霜
随身携带遮阳伞
在日照不强烈的时间段
晒太阳补钙

腹部逐渐膨大这样做
预防妊娠纹
皮肤局部瘙痒要润肤
使用橄榄油按摩
不要随意使用止痒药物

这些孕妈妈要重视产检
35 岁以上的高龄孕妈妈
分娩过染色体病患儿的
孕妈妈
多次自然流产的孕妈妈
有死产经历的孕妈妈

这些食物让宝宝更白皙
豆腐
豆浆
富含维生素 C 的果蔬

**看了才知道，
准爸爸容易犯的错**

唐氏综合征筛查是判断胎宝宝患有唐氏综合征概率的一种检查，不能明确诊断胎宝宝是否患上唐氏综合征，不过还是可以有效降低唐氏综合征患儿的出生率。孕妈妈最好做唐氏筛查。

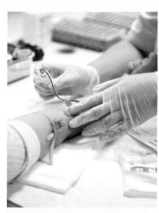

35 岁以上的孕妈妈建议直接进行羊膜腔穿刺或绒毛活检。

孕15周
满分爸爸这样做

生个健康、聪明的宝宝是每个家庭的期望。为了避免唐氏综合征患儿的出生，每位孕妈妈都应按国家优生优育政策，到医院进行相关产检，确保宝宝的健康。

了解唐氏综合征

唐氏综合征是人类常见的一种染色体病，也是第一个被人类发现的染色体病。"唐氏儿"的特征主要表现为严重的智力低下，智商（IQ）多为 20~60，只有同龄正常人的 1/4~1/2，还有独特的面部和身体畸形。

唐氏综合征与哪些因素有关

年龄因素：35 岁以上的孕妈妈是高危人群，其怀唐氏儿的概率为 44%，35 岁以下为 6%。另外，也有研究指出准爸爸的年龄也与此症有一定的关系，当准爸爸年龄超过 40 岁时风险要高于正常年龄段人群。

其他因素：以往有畸形儿，家族中有唐氏儿、孕前和孕期的病毒感染也是诱发唐氏综合征的原因之一。环境污染，接触有害物质，有吸烟、喝酒等不良嗜好也容易使精子或卵子发生畸变，从而导致染色体变异。

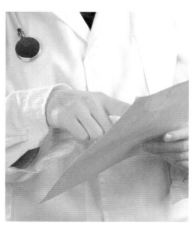

看懂唐氏综合征筛查报告单

AFP 即甲胎蛋白，是女性怀孕后胚胎细胞产生的一种特殊蛋白，作用是维护正常妊娠，保护胎宝宝不受母体排斥。这种物质在怀孕的第 6 周就出现了，随着胎龄的增长，孕妈妈血液中的 AFP 含量会越来越高。胎宝宝出生后，妈妈血液中的 AFP 含量会逐渐下降至孕前水平。

HCG 即人绒毛膜促性腺激素，医生会将这些数据连同孕妈妈的年龄、体重及孕周通过计算机测算出胎宝宝患唐氏综合征的危险度。

21- 三体综合征的风险截断值为 1:270，此项检查结果为 1:40 000，远低于风险截断值，表明患 21- 三体综合征的概率很低。

18- 三体综合征的风险截断值为 1:350，此项检查结果为 1:100 000，远低于风险截断值，表明患 18- 三体综合征的概率很低。

"低风险"表明胎宝宝异常的风险低，"高风险"表明胎宝宝异常的风险高。但是即使出现了高风险，孕妈妈也不要惊慌，因为高风险也不一定都会生出"唐氏儿"，还需要进一步进行羊水细胞染色体核型分析来确诊。

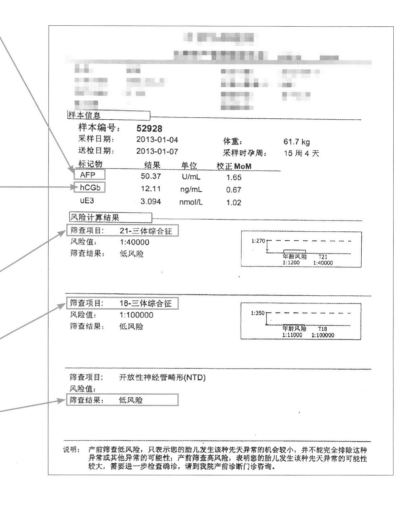

"唐氏筛查只能筛检出 60%~70% 的唐氏综合征患儿，如果是高危，可通过进行羊膜腔穿刺或绒毛活检进一步确定。"

暖男爸爸下厨房

孕妈妈要注意预防感冒，注意口腔卫生。蘑菇、香菇等菌类以及洋葱是预防感冒的最佳选择，还能补充孕早期流失的营养，提高机体的免疫力。

爸爸懂营养，妈妈更健康

如果孕妈妈已经感冒了，建议及时就医确定是否为病毒性感冒，进而准备相应的治疗计划。准爸爸可以给孕妈妈准备点鸡汤，如果有咽喉痛或咳嗽的症状，可以用淡盐水漱口，喝点热的蜂蜜柠檬水或热橙汁，补充维生素C。

豆浆葱菇浓汤

营养功效：豆浆葱菇浓汤既能促进消化，又能预防感冒，保持良好的身体状态。

◎ 蛋白质　　◇ 钙

原料：豆浆200毫升，洋葱、平菇各50克，奶油6克，胡椒粉、白糖、盐各适量。

做法：1.将洋葱、平菇洗净，切碎。2.将洋葱碎、平菇碎和奶油放入豆浆机中，加水打成浓汤。3.倒入豆浆，煮开后，加盐、白糖和胡椒粉，搅拌均匀即可。

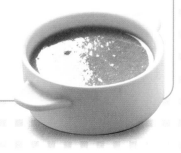

香菇鸡汤面

营养功效：胡萝卜中富含的胡萝卜素可促进骨骼和视力的发育。

◎ 胡萝卜素　　◎ 蛋白质

原料：面条200克，鸡胸肉100克，油菜1棵，鲜香菇2朵，鸡汤、盐各适量。

做法：1.鸡胸肉洗净，切片，入锅煮熟盛出；油菜洗净略焯；鸡汤加盐调味；鲜香菇切花刀，略煎。2.煮熟的面条盛入碗中，把油菜和鸡胸肉片摆在面条上，淋上热鸡汤，再点缀上煎好的香菇即可。

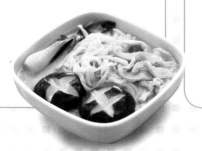

豆苗拌核桃仁

营养功效：本菜品清爽适口，核桃不但能有效补充胎宝宝大脑、视网膜发育所需的亚麻酸，而且还有润肠通便的作用。

◎ α-亚麻酸　　☢ 膳食纤维

原料：核桃仁20克，豆苗100克，盐、醋、香油各适量。

做法：1.豆苗择好后，洗净沥干水分；核桃仁用温开水浸泡后，去皮备用。2.将豆苗、核桃仁、醋、盐和香油拌匀。

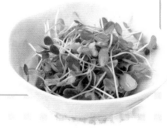

多才爸爸的 10 分钟胎教课

音乐胎教：肖邦的《小狗圆舞曲》

　　这是一首非常欢快的曲子。在听这首《小狗圆舞曲》的时候，孕妈妈可以轻轻地捧着肚皮，在房间开阔的地方跳自己编的慢舞，与胎宝宝共享节奏和旋律带给你们的幸福感。

　　这首圆舞曲的主题据说是描写一只爱咬着自己尾巴打转玩耍的小狗，圆舞曲因此得名。舞曲音乐流畅、欢快，而且活泼可爱，像一只小狗一边旋转一边做着滑稽动作，使乐曲变得有趣且生动。孕妈妈在脑海中想象的小狗形象也会传递到胎宝宝脑中，让胎宝宝对可爱的动物有最初的印象。

传说作曲家肖邦的情人乔治·桑喂养着一条小狗，这条小狗有追逐自己尾巴团团转的"兴趣"。

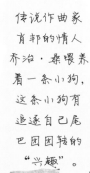

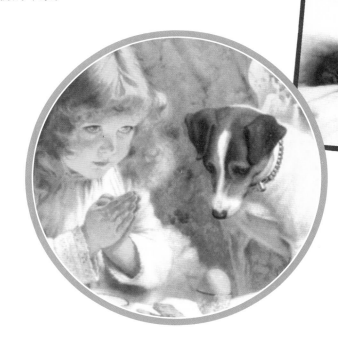

本周胎教推荐　　故事：《三只小猪》　　营养：银耳羹　　运动：瑜伽仰卧放松

好爸爸看重点

补钙小窍门
少量多次
避免与含草酸的蔬菜同食
减少盐的摄入量

远离冷饮
冷饮会使胎宝宝躁动不安
冷饮易诱发腹泻
远离冰激凌等含糖量较高的冷饮

选择散步的地点
远离交通主干道
避开人员密集的地方
选择绿化程度较好的公园
在熟悉的路线上散步

养成良好的就餐习惯
吃饭的时候不要说话
细嚼慢咽
吃饭快的孕妈妈适当延长吃饭时间
不要在饭前或饭后喝水

看了才知道，准爸爸容易犯的错

有些准爸爸认为久煮的骨头汤可以补钙。其实即使是长时间熬煮的骨头汤，其中钙的含量也微乎其微，而且经过长时间熬煮，原料及汤中一些怕热的营养素也会丧失殆尽。

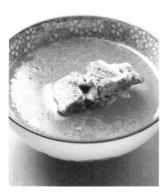

加醋熬骨头汤并不会使骨头中的钙质溶解。

孕16周
满分爸爸这样做

需要给孕妈妈补钙

进入孕中期后，胎宝宝发育迅速，需要更多的钙。如果孕妈妈每天的饮食中不能为胎宝宝提供足够的钙，胎宝宝就会优先使用孕妈妈自身的钙来保证正常的发育。这就会对孕妈妈的身体造成伤害，易出现腰酸、腿痛、手脚发麻、腿脚抽筋的现象，长期缺钙还会影响胎宝宝的正常发育和生长，严重的可能会导致先天性佝偻病。所以，一旦准爸爸发现孕妈妈有上述现象，就要警惕是不是孕妈妈缺钙了。

缺钙的信号

孕妈妈的身体担负着过多的重量，非常容易疲劳。如果孕妈妈没有摄取足够的钙质，就会导致血液和骨骼中的钙含量下降，影响神经信号的传递，促使其肌肉神经兴奋，从而发生抽筋。如果孕妈已经出现抽筋的情况，就表明需要补钙了。

钙的每日补充量

胎宝宝正处于生长关键期，孕妈妈要适当补充钙。钙是胎宝宝骨骼和牙齿发育的"原动力"，若缺乏钙易使胎宝宝发生

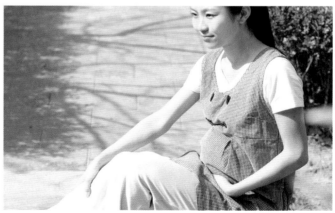

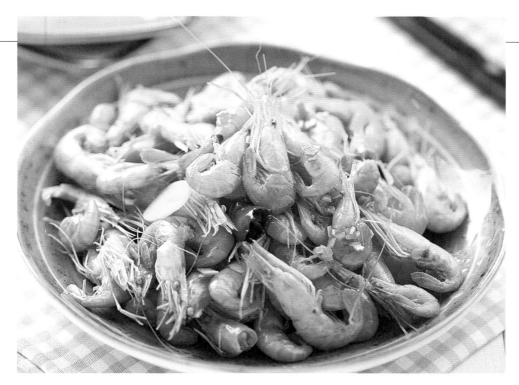

虾不要与富含鞣酸的食物同吃

吃虾有助于补钙，但要避免与富含鞣酸的蔬果同食，否则既影响吸收还刺激肠胃。

骨骼病变、生长迟缓以及佝偻病、新生儿脊髓炎等症状。补钙要讲究适度、适量、适时的原则，孕中期每天需补充 1 500 毫克的钙。

钙的食物来源

每天早、晚喝牛奶各 250 毫升，可补钙约 600 毫克；多吃含钙丰富的食物，如鱼、虾等。

如果牛奶、鱼、虾等含钙食物补充足够，就基本不需要补充钙剂，以免补充过量。不爱喝牛奶的孕妈妈，可以在医生指导下每天补充 600 毫克的钙剂。

不可补钙过量

孕妈妈补钙过量，胎宝宝可能患高血钙症，不利于胎宝宝发育且有损胎宝宝颜面美观。所以若孕妈妈自身不缺钙，只要从日常的鱼、肉、蛋、奶等食物中合理摄取即可。

盲目补钙有害

过度用药剂补钙会引起胎盘钙化，胎宝宝头颅过硬，延长分娩时间，增加生产风险。

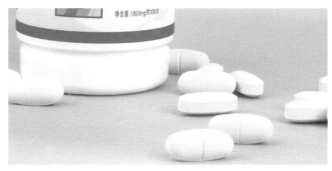

"补钙的同时要注意补充维生素 D，孕妈妈可以在早上或傍晚日照不强烈的时间段出门晒晒太阳，人体自身就可以合成足够的维生素 D。"

暖男爸爸下厨房

本周孕妈妈要多摄取钙、维生素 C 等营养物质，还要适当补充镁、磷等矿物质。而全面、清淡的饮食是本周的首选，要做到荤素搭配、粗细搭配、干稀搭配、口味搭配。

爸爸懂营养，妈妈更健康

野菜是准爸爸给妻子改善口味、补充营养的好选择。大多数野菜富含植物蛋白、维生素、膳食纤维及多种矿物质，营养价值高，而且污染少。孕妈妈适当吃些野菜，可预防便秘和妊娠糖尿病。

奶酪烤鸡翅

营养功效：奶酪是含钙最多的奶制品，还含有丰富的维生素 A。

⟨⟩ 钙　　⊛ 维生素 A

原料：黄油、奶酪各 50 克，鸡翅中 4 个，盐适量。

做法：1. 将鸡翅中洗净，汆烫后沥干，用盐腌制 2 小时。2. 将黄油放入锅中融化，烧热后放入鸡翅中，平铺在锅中。3. 用小火将鸡翅中正反两面煎至色泽金黄，然后将奶酪擦成碎末，均匀撒在鸡翅中上。4. 奶酪完全变软，并浸入到完全熟烂的鸡翅中，关火装盘即可。

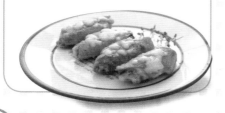

蚕豆炒鸡蛋

营养功效：蚕豆富含镁，但它有苦涩味，加一些白糖可以减轻。

⟨⟩ 镁

原料：鸡蛋 2 个，蚕豆 150 克，蒜 2 瓣，白糖 1 勺，盐、葱花各适量。

做法：1. 蚕豆洗净，掰成两半；蒜切末；鸡蛋打入碗中，加少许盐，打散，备用。2. 油锅烧热，倒入蛋液翻炒，凝固成块后装盘，备用。3. 放入蒜末、蚕豆翻炒。4. 加适量水，放入白糖，焖 3 分钟。5. 待水分收干后，放入炒好的鸡蛋，加适量盐、葱花调味即可。

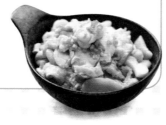

大丰收

营养功效：白萝卜具有促进消化、增强食欲、加快胃肠蠕动的作用。

⟨⟩ 膳食纤维　　⊛ 维生素 C

原料：白萝卜半根，生菜半棵，黄瓜半根，莴笋 1 根，圣女果 3 个，甜面酱、香油各适量。

做法：1. 白萝卜、莴笋去皮，切条，入沸水焯后捞出；黄瓜洗净，切成条；生菜洗净，撕成片，将这些蔬菜和圣女果码在一个大盘子里。2. 甜面酱加适量香油，搅拌均匀。3. 各种蔬菜蘸甜面酱食用即可。

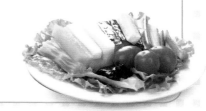

多才爸爸的 10 分钟胎教课

故事胎教：龟兔赛跑

有一天，兔子碰见乌龟，笑眯眯地说："乌龟，咱们来赛跑吧！"

乌龟知道兔子在开玩笑，瞪着一双小眼睛，不理也不睬。

兔子知道乌龟不敢跟他赛跑，乐得摆着耳朵直蹦跳，说："没有人比我跑得更快。"

乌龟生气了，说："兔子你别神气，咱们就来赛跑。"

兔子一听，差点笑破了肚皮："乌龟，你真敢跟我赛跑？那好，咱们从这儿跑起，看谁先跑到那边山脚下的大树底下。预备！一，二，三……"兔子撒开腿就跑，跑得真快，一会儿就跑得很远了。

他回头一看，乌龟才爬了一小段路呢，心想：乌龟敢跟兔子赛跑，真是天大的笑话！我呀，在这儿睡上一大觉，让他爬到这儿，不，让他爬到前面去吧，我三蹦两跳地就追上他。想到这里，兔子就把身子往地上一歪，真的睡着了。

再说乌龟，虽然他爬得也真慢，可是他一个劲儿地爬呀爬，虽然很累，但是他一步也没有停下来。离大树越来越近了，只差几十步了，几步了……终于到了。

兔子醒来后往后一看，咦，乌龟怎么不见了？再往前一看，哎呀，不得了了！乌龟已经爬到大树底下了。兔子一看可急了，急忙赶上去，可是已经晚了。

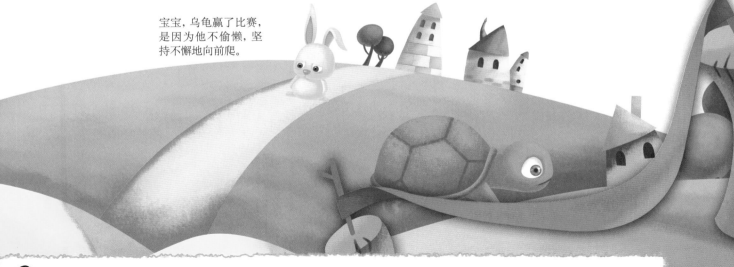

宝宝，乌龟赢了比赛，是因为他不偷懒，坚持不懈地向前爬。

本周胎教推荐　　儿歌：《二十四节气歌》　　音乐：《夜莺》　　手工：用瓜子皮贴个小蝌蚪

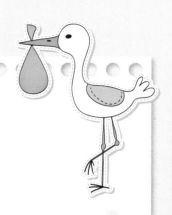

孕5月
胎动带来的喜悦

你的宝贝：更热爱运动了

此时是胎宝宝的感觉器官发育的重要时期，味觉、嗅觉、听觉、触觉、视觉等都迅速发育。胎宝宝已经能听见并且能分辨出孕妈妈和准爸爸的声音了，他还能听声音做运动，有些声音会让胎宝宝兴奋甚至跳跃，这是胎教的好时机。

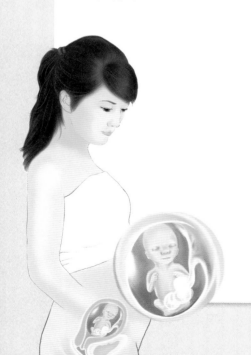

你的妻子：不再寂寞了

到了这个月，孕妈妈应该不会寂寞了，因为胎宝宝已经能用胎动与孕妈妈交流了，孕妈妈有了一个能够一起谈心的小伙伴。如果孕妈妈仔细地感觉，就能感受到胎动。刚开始轻轻地，像微风拂过莲花；再后来，悄悄地，像鱼儿掠过水面。

➤ 乳房：乳房变得更加敏感、柔软，甚至有些疼痛。

➤ 子宫：整个子宫如成年人头部般大小，由于子宫日渐增大而挤压胃肠，影响胃肠排空，孕妈妈可能常常感到饱胀、便秘。

➤ 腹部：小腹更加突出，同时体重增加，食欲旺盛。

准爸爸必修课

➤ 和孕妈妈听胎心音成为今后的必修课。准爸爸可以购买市售的听胎心仪器测听胎心。

➤ 准爸爸要随时留心孕妈妈的情绪。孕妈妈因为身体变化或者孕期不适会产生一定的情绪波动，准爸爸要及时用你的幽默口才和细心行动来转移她的注意力。

➤ 陪孕妈妈买孕妇装，细心给出功能、款式上的推荐。虽然孕妇装穿着的时间不过几个月，但代表着你对孕妈妈和胎宝宝的爱，不应马虎。

➤ 不要看到孕妈妈已经适应了孕期生活，就又恢复以往的一些嗜好，如经常外出应酬、打麻将或喝酒等，这样容易使夫妻间发生口角，不利于胎宝宝的发育。

陪老婆去产检，准爸爸这样做

许多准爸爸不愿意陪检，主要是因为大部分时间是在候诊室等待，觉得没有必要。其实在很多医院，准爸爸都有机会参与妻子的产检，有可能会一起听到胎宝宝的心跳，有机会看到胎宝宝的运动、翻身，这将会给准爸爸留下深刻的印象。

本月产检项目

➻ **体重检查**：通过了解孕妈妈的体重增长情况对孕妈妈进行合理的饮食指导。

➻ **血压检查**：检测孕妈妈是否患有高血压或低血压。

➻ **尿常规**：便于医生了解孕妈妈肾脏的情况。

➻ **听胎心音**：贴在孕妈妈的腹部听胎心音，取脐部上、下、左、右四个部位听。孕妈妈的家人也可听胎心音。

➻ **胎动**：胎动的次数、快慢、强弱等可以显示胎宝宝的活动状况。

➻ **测量宫高、腹围**：参考这两项数值来了解胎宝宝的大小及成长状况。

➻ **血常规**：例行检查，及时监测孕妈妈身体健康状况。

注：以上产检项目可作为孕妈妈产检参考，具体产检项目以医院及医生提供的建议为准。

产检前你需要做的准备

许多孕妈妈回忆说，做 B 超时，准爸爸眼里流露出的幸福会让孕妈妈也很愉悦。那么，除了准爸爸的陪伴，还需要做哪些准备呢？

彩超前提醒妻子排尿

快轮到孕妈妈做彩超时，提醒她排空尿液。给孕妈妈讲个笑话，让她保持愉悦的心情，不然可能会影响胎宝宝的面部表情。

测量宫高、腹围前别紧张

测量腹围时是取立位，测量宫高一般是仰躺并排空尿液，这两项检查都没有疼痛感，告诉孕妈妈不必紧张，保持平稳的呼吸即可。

测量胎动注意时间点

胎动有一定规律，一般在上午比较均匀，下午两三点最少，以后逐渐增多，晚上又增高。

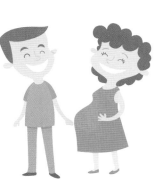

好爸爸看重点

这些习惯会导致腹泻
身体或腹部受凉
饮食刺激太大
食用了变质的食物
饮水不卫生

"孕傻"有原因
体内激素变化
睡眠时间不足
睡眠质量下降
生活重心转移

皮肤瘙痒别轻视
不要使用止痒药
不要用手抓挠
滋润皮肤

做广播体操
早上定时运动
可以锻炼到全身
提前热身
替换掉跳跃、弯腰动作

看了才知道，准爸爸容易犯的错

不要随便在家里摆放花草。有些植物本身会分泌一些物质，可引起过敏，危害健康。像接骨木、玉丁香、夹竹桃等植物，长期接触会使孕妈妈感到不适，孕妈妈不要接触。

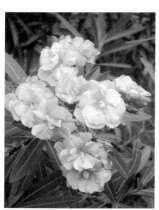

可以在家养些吊兰、虎尾兰、芦荟，这几种植物吸收甲醛的能力非常强。

孕17周
满分爸爸这样做

如果孕妈妈属于过敏体质，准爸爸要提醒她远离过敏原。这样才能保证胎宝宝和她的健康，并顺顺利利度过整个孕期。

在怀孕期间易引发过敏

孕期易引发过敏，而且许多过敏反应会在怀孕期间变得更严重，例如皮肤过敏。而有些女性从未有过敏情形，到怀孕时才首次出现，因此不容易想到是过敏，造成误判。例如咳很久且呼吸不顺畅，还认为是感冒造成的。

穿棉质衣服防过敏

皮肤过敏者衣服穿着以宽松为主，腰带勿过紧，以免皮肤受压迫。避免穿毛料衣物及使用毛毯，因为会刺激皮肤，且毛絮及毛毯中的灰尘会引起哮喘发作，所以衣物应该改用棉质的。

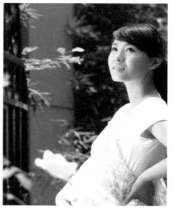

皮肤过敏避免接触洗涤剂

如果是皮肤过敏，且部位在手部，做家务要特别留意，建议使用手套。有些孕妈妈会对乳胶过敏，因此，手套里层最好多一层棉质衬里。平时则要尽量避免直接接触洗涤剂，如洗碗时不妨使用洗碗机，或请准爸爸帮忙。

避免花粉可能引起的过敏

若到郊外踏青，记住——越不起眼的植物越要小心，因为一些野草及花朵不明显的花，必须靠大量花粉传播繁殖，所以

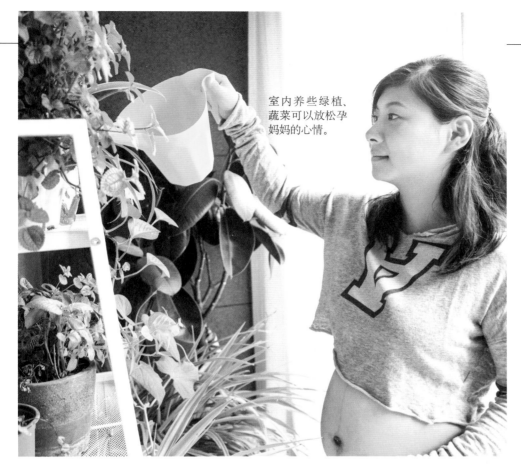

室内养些绿植、蔬菜可以放松孕妈妈的心情。

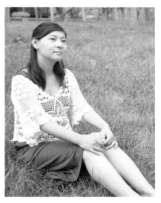

游玩以放松为主

外出踏青可以放松心情，但易过敏的孕妈妈应注意远离花粉等过敏原。

花粉比较多，可能会使孕妈妈产生过敏反应。必须接触鲜花时，孕妈妈不妨戴口罩以避免吸入花粉。

杜绝过敏原

不良的卫生和生活习惯，是导致过敏的一大原因。在日常生活中，要注意卫生细节，杜绝过敏原。

杜绝过敏原的小方法

保持室内干净	要丢弃的食物必须密封，以免引来蟑螂，因为蟑螂的排泄物易引起过敏
避免接触尘螨	可使用防螨寝具，并勤加清洗
注意室内湿度	最好保持在 50% 左右，必要的时候可使用除湿机
注意预防真菌	尤其夏天，真菌的孢子会随空气飘浮，所以要注意空气清洁，可使用空气清洁机

"现在流行在阳台上种菜，准爸爸可以让孕妈妈试试哦，不仅可以装饰居室，净化空气，还能为孕妈妈和胎宝宝提供纯天然的绿色食物呢！"

暖男爸爸下厨房

从现在起孕妈妈要适当增加热量、优质蛋白质、维生素的摄入。此外，如果孕妈妈出现血压升高的症状，应考虑是否患有妊娠高血压疾病，多吃些可预防妊娠高血压的食物。

爸爸懂营养，妈妈更健康

在补充优质蛋白质的时候，如果准爸爸没有选好食材和烹饪方式的话，很容易使体重增长过快，增加患妊娠高血压、妊娠糖尿病等并发症的风险。建议煲汤时选用脂肪含量低又易消化的食材，同时加入一些蔬菜。

芸豆烧荸荠

营养功效：此菜富含蛋白质、胡萝卜素、钙等营养物质，有利于胎宝宝发育。

🫛 蛋白质　　🥕 胡萝卜素

原料：芸豆 200 克，荸荠 100 克，牛肉 50 克，高汤、料酒、葱姜汁、盐各适量。

做法：1. 荸荠去皮，切片；芸豆斜切成段；牛肉洗净，切成片，用料酒、葱姜汁和盐腌制。2. 油锅烧热，下入牛肉片炒至变色，下入芸豆段炒匀，再放入余下的料酒、葱姜汁，加高汤烧至微熟。3. 下入荸荠片，炒匀至熟，加适量盐调味。

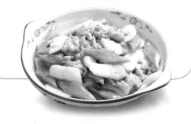

荞麦凉面

营养功效：荞麦中含有铬，能促进胰岛素在人体内发挥作用，有助于血糖稳定。

⏱ 铬　　🌀 碳水化合物

原料：荞麦面条 100 克，海带、酱油、醋、白糖、白芝麻各适量。

做法：1. 海带洗净，切成细丝，煮熟备用。2. 荞麦面条煮熟，捞出，加凉开水过凉，沥去多余的水分。3. 碗中放入适量水、酱油、白糖、醋，搅拌均匀，倒在荞麦面上。4. 撒上海带丝、白芝麻即可。

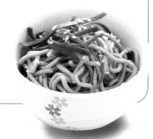

五仁大米粥

营养功效：五仁大米粥中富含硒等矿物质，可补益胎宝宝大脑，还有气血双补的功效。

🍠 膳食纤维　　🌰 不饱和脂肪酸

原料：大米 30 克，白芝麻、碎核桃仁、碎杏仁、碎花生仁、葵花子仁、冰糖各适量。

做法：1. 大米煮成稀粥，加白芝麻、碎核桃仁、碎杏仁、碎花生仁、葵花子仁。2. 加冰糖化开后，煮 10 分钟即可。

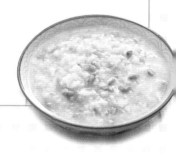

多才爸爸的 10 分钟胎教课

国学胎教：古诗里的四季

春晓

[唐] 孟浩然

春眠不觉晓，

处处闻啼鸟。

夜来风雨声，

花落知多少。

小池

[宋] 杨万里

泉眼无声惜细流，

树阴照水爱晴柔。

小荷才露尖尖角，

早有蜻蜓立上头。

秋词

[唐] 刘禹锡

自古逢秋悲寂寥，

我言秋日胜春朝。

晴空一鹤排云上，

便引诗情到碧霄。

别董大

[唐] 高适

千里黄云白日曛，

北风吹雁雪纷纷。

莫愁前路无知己，

天下谁人不识君。

本周胎教推荐　　故事：《白雪公主》　　儿歌：《蜗牛与黄鹂鸟》　　语言：一起数数吧

好爸爸看重点

给孕妈妈选个侧卧枕
选可支撑腹部的侧卧枕
垫在大腿下缓解腿部
肿胀
垫在两腿间减轻腿部
压力

改善卧室环境
保持室内安静、整洁
选择遮光性好的窗帘
床垫软硬要适中
经常清洗床上用品

更换床上用品
棕榈床垫更适合孕妈妈
枕头与肩膀同高（约 9
厘米）
使用纯棉材质的被褥
夏天建议使用蚊帐

保持口腔健康
少吃甜食
进食后漱口
早晚刷牙
刷牙后用干净的手指按
摩牙龈

**看了才知道，
准爸爸容易犯的错**

有些准爸爸觉得软床垫会更
适合孕妈妈，还为此专门更
换床垫。其实过于柔软的床
垫并不适合孕妈妈。应该用
棕床垫或硬板床上铺 9 厘米
厚的棉垫为宜，并注意松软、
高低要适宜。

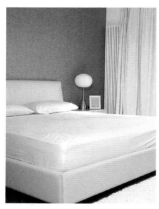

选择支撑性好的床垫，且弹性
合适形成自然包合是较理想的。

孕18周
满分爸爸这样做

准爸爸一定听过孕妈妈抱怨自己睡不好，孕期睡
眠质量下降是很多孕妈妈会遇到的问题。现在就来看
看该为孕妈妈做点什么吧。

改善失眠不靠安眠药

有些孕妈妈为了免受失眠的困扰，会选择服用安
眠药，千万不可擅自服用，需由专业医生诊断方可服
用。因为大多数具有镇静、抗焦虑和催眠作用的药物
都会对胎宝宝产生不利影响。

配合孕妈妈养成规律的睡眠习惯

建议孕妈妈每天晚上 10 点前就睡觉，睡足八九
个小时。尤其是晚上 11 点到次日凌晨 4 点这段时间内，
一定要保证最佳的睡眠质量。养成有规律的睡眠习惯，
晚上在同一时间入睡，早晨在同一时间起床。

营造良好的室内环境

适宜的室内温度为 20~23℃，适宜的室内相对湿
度为 40%~60%。要经常给卧室通风，还可配合使用
室内空气净化器，经常进行室内空气净化和消毒。

尽量让孕妈妈保持正确的睡姿

仰卧时增大的子宫
会压迫腹部主动脉，影响
对子宫的供血和胎宝宝
的发育，所以尽量不要仰
卧，准爸爸建议妻子最好
采取左侧卧位睡眠，这样
对孕妈妈和胎宝宝都比
较有利。当然，整晚只保
持一个睡眠姿势是不太
可能的，可以左右侧卧位
交替进行。

暖男爸爸下厨房

随着胎宝宝心脏跳动得越来越有力，孕妈妈要开始补硒，来保护胎宝宝心血管和大脑的发育，富含硒的食物包括蛋类、海产品、大蒜、芦笋、芝麻、蘑菇等。

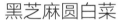

爸爸懂营养，妈妈更健康

许多孕妈妈在怀孕期间只吃精细加工后的精米、精面，殊不知这样容易导致营养失衡，会造成维生素和矿物质的缺乏，尤其是 B 族维生素的缺乏。所以准爸爸最好给孕妈妈准备粗细搭配的饮食方案。

黑芝麻圆白菜

营养功效：圆白菜富含叶酸，黑芝麻含有丰富的蛋白质、碳水化合物和维生素 E、维生素 B_1 等，孕期可常吃。

🍃 不饱和脂肪酸　　🌾 维生素 B_1

原料：圆白菜 200 克，黑芝麻 30 克，盐适量。

做法：1. 用小火将黑芝麻不断翻炒，炒出香味时出锅；圆白菜洗净，切粗丝。2. 油锅烧热，放入圆白菜，翻炒几下，加盐调味。3. 炒至圆白菜熟透发软即可出锅盛盘，撒上黑芝麻拌匀即可。

胡萝卜炒鸡蛋

营养功效：胡萝卜富含胡萝卜素和蛋白质，促进胎宝宝脑细胞健康发育。

🥚 胡萝卜素　　🥬 蛋白质

原料：胡萝卜 1 根，鸡蛋 1 个，葱花、盐各适量。

做法：1. 鸡蛋磕入碗中，加葱花打散；胡萝卜洗净切丝。2. 锅中放油，油热后倒入鸡蛋液，炒散至鸡蛋成块，盛出备用。3. 锅中倒适量油，油热后煸香葱花，再下入胡萝卜丝，炒三四分钟后倒入炒过的鸡蛋，加适量盐翻炒均匀即可。

柠香煎鳕鱼

营养功效：鳕鱼属于深海鱼类，DHA 含量相当高，柠檬能够增加鳕鱼的香味，这道菜营养又美味。

💧 DHA　　🍋 维生素 C

原料：鳕鱼肉 200 克，柠檬半个，鸡蛋清、盐、水淀粉各适量。

做法：1. 鳕鱼洗净，切小块，加入盐腌制片刻，挤入适量柠檬汁。2. 将腌制好的鳕鱼块裹上蛋清和水淀粉。3. 油锅烧热，放入鳕鱼煎至两面金黄即可。

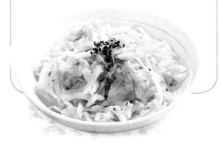

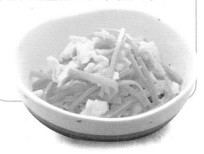

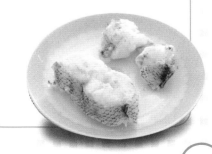

多才爸爸的 10 分钟胎教课

音乐胎教：肖邦的《雨滴》

纯净明朗的乐符组成了肖邦的这首《雨滴》，曲调如赞美诗般清新。乐曲的开始非常抒情，吟唱般的旋律伴着"雨滴"声，慢慢地有些激动，仿佛是对大自然发出的感叹。中间的部分把人们引进神秘的境界，接下来是一段抒情的音乐，优美的旋律和歌唱性的低音线条综合在中声部隐约可见的"雨滴"声中，静谧而又美好。结尾处音乐渐渐远去，"雨滴"慢慢地停下来。

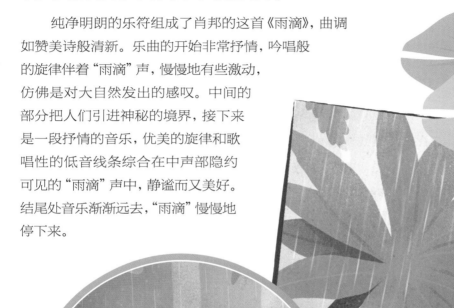

肖邦是欧洲 19 世纪浪漫主义音乐的代表人物。他的作品以波兰民间歌舞为基础，同时深受巴赫影响，多以钢琴曲为主，被誉为"浪漫主义钢琴诗人"。

遇到下雨天，孕妈妈也可以和胎宝宝一起听一听自然的雨声，给胎宝宝描述一下下雨时的场景和自己的感受。

十分钟
拓展胎教　　　　成语故事　　　　　　　　营养　　　　　　　　拼贴画

《守株待兔》　　　脆脆荠菜黄鱼卷　　　用树叶拼一只小鸟

本周胎教推荐

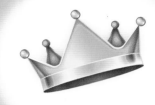

故事胎教: 阿基米德与金冠之谜

相传叙拉古赫农王让工匠替他做了一顶纯金的王冠, 做好后, 国王疑心工匠在金冠中掺了假, 放了其他金属代替金子。但这顶金冠却与当初交给金匠的纯金一样重, 工匠到底有没有捣鬼呢? 既想检验真假, 又不能破坏王冠, 这个问题不仅难倒了国王, 也使诸位大臣面面相觑。后来, 国王将它交给了阿基米德。阿基米德冥思苦想出很多方法, 但都失败了。

有一天, 他去澡堂洗澡, 他一边坐进澡盆里, 一边看到水往外溢, 同时感到身体被轻轻托起。他突然悟到可以用测定固体在水中排水量的办法, 来确定金冠的比重。他兴奋地跳出澡盆, 连衣服都顾不得穿上就跑了出去, 大声喊着:"我想到办法了!"

经过进一步的实验以后, 阿基米德便来到了王宫, 他把王冠和同等重量的纯金放在盛满水的两个盆里, 比较从盆中溢出来的水, 发现放王冠的盆里溢出来的水比另一盆的多。

这就说明王冠的体积比相同重量的纯金的体积大, 密度不相同, 所以证明王冠里掺进了其他金属。

我想到办法了!

只是洗澡这件生活中的小事, 勤于思考, 也能提示阿基米德想到办法呢。

营养: 大米绿豆猪肝粥　　儿歌:《我是一个粉刷匠》　　电影:《飞屋环游记》

好爸爸看重点

乳房护理
经常按摩
每天清洁
坚持护理
佩戴文胸

改善饮食防便秘
补充膳食纤维
宜吃富含不饱和脂肪酸的坚果
宜吃水分多的食物

提醒妻子不要用力排便
避免形成痔疮
防止引发宫缩
大便时不要玩手机
视情况使用开塞露

孕妈妈的指甲也需要护理
不留长指甲
指甲不要剪太秃
不要涂抹指甲油
橄榄油护理指甲

穿合适的鞋子
防滑效果好
不穿硬底的鞋子
下午脚胀时去买鞋
穿带点跟的鞋

看了才知道，准爸爸容易犯的错

很多孕妈妈把副乳当成赘肉，要把它塞进内衣。这种方法是错误的，因为副乳上也有乳腺组织，长期挤压易引发乳腺炎。如果孕妈妈有副乳，准爸爸就要给孕妈妈选择宽松的内衣，保护乳房。

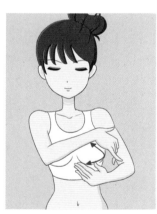

孕妈妈感觉乳房肿胀难受时可以用热敷的方式来缓解。

孕19周
满分爸爸这样做

准爸爸平时督促孕妈妈爱护乳房，不仅能让孕妈妈的乳房更健康，还能为今后给宝宝进行母乳喂养打下良好的基础。适当的孕期乳房护理能够促进分娩后的泌乳，同时还能够改善皮肤弹性，防止乳房松弛下垂。准爸爸要在孕妈妈偷懒或忘记的时候，监督她、提醒她，共同为保护好宝宝的"粮袋"做出努力。

开始做乳房护理

孕期对乳房多关注一点点，可以让孕妈妈在母乳喂养之路上前行一大步。适当的孕期乳房护理有助于孕妈妈的乳腺发育，疏通乳腺管，从而促进分娩后的泌乳。

孕期乳汁异常要警惕

从孕早期开始乳腺就受激素作用在增长了，到了孕中晚期增长的速度会加快。有一些孕妈妈会在孕中晚期发现有乳汁分泌，这是很正常的。不过仍要小心乳头上是否有其他不正常的非乳汁液体流出来，这可能表示有潜在的乳房疾病。

纠正乳头凹陷

先天形成的乳头凹陷很可能会影响乳汁的顺畅排出，从而影响产后的哺乳，因此要在孕期及时纠正。

在孕中期，孕妈妈可将拇指和食指相对地放在乳头左右两侧，缓缓下压并由乳头向两侧拉开，牵拉乳晕皮肤及皮下组织，使乳头向外突出，重复多次。随后捏住乳头向外牵拉。每日 2 次，每次 5 分钟。或者用一手托住乳房，另一手的拇指和中指、食指抓住乳头转动并向外牵拉，每日 2 次，每次重复 10~20 次。

由于刺激乳头时可能会引起孕妈妈的子宫收缩，过早进行纠正的话有可能会引起流产，过晚进行则可能引发早产，所以孕妈妈一定要在保证进入孕中期之后再进行纠正。

帮孕妈妈准备孕妇文胸

怀孕时，乳房是从下半部往外扩张的，增大情形与普通文胸比例不同，所以最好选用孕妇专用文胸，这类文胸多采用纯棉材料，且罩杯、肩带等都经过特殊的设计和处理，一般不会压迫乳腺组织和乳头。另外，准爸爸尽量为孕妈妈选择透气性好的文胸，如果两面都能透气就更好了。还有一种文胸是带按摩功能的，罩杯内侧的按摩颗粒随着孕妈妈的运动和体温的变化而对乳房进行按摩。临近预产期，准爸爸还要提醒孕妈妈准备好哺乳文胸，方便哺乳。

从怀孕到分娩，孕妈妈应根据乳房的变化随时更换不同尺寸的文胸，不能一个尺码用到底。

怀孕期间乳房的重量增加，下胸围加大，最好穿有软钢托的文胸，可防止日益增大的乳房下垂，而且也不像硬钢托那样压迫乳房。另外，孕妈妈选对文胸后也要正确地穿戴文胸，才能最大限度地保护乳房。

文胸的正确穿戴方法

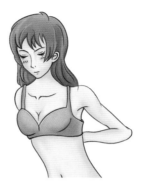

1 上身向前弯曲 45°，让乳房自然地倾入罩杯内，再扣上背扣。

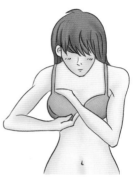

2 用手将乳房完全托住放入罩杯，并把胸部侧边的肌肉充分推入罩杯内。

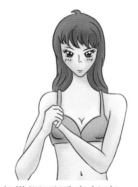

3 肩带调至适当长度，肩部感觉自然舒适无压力即可。

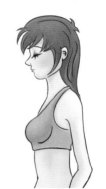

4 调整背部的横带和胸前罩杯位底部成水平。

"孕妈妈出现副乳后，准爸爸一定不能说不美观之类的话，**要让孕妈妈放宽心**，过度紧张反而会影响胎宝宝的健康。"

91

暖男爸爸下厨房

膳食纤维可刺激消化液分泌、促进肠蠕动，从而有效地预防或缓解胀气。因此，孕妈妈要多吃些膳食纤维含量高的食物，比如红薯、青椒、芹菜、苹果等。

爸爸懂营养，妈妈更健康

除了吃些富含膳食纤维的食物，胀气的孕妈妈还要少吃淀粉类、面食类、豆类这些易产气且容易使肠胃不适的食物。如果孕妈妈有便秘的情况，胀气就会更加严重。准爸爸可以每天早晨给妻子准备一杯温开水，促进排便。

香菇炒菜花

营养功效：香菇可以提高孕妈妈的免疫力，还可以加一些胡萝卜片，颜色更漂亮，看起来更诱人。

⊙ 硒　　☢ 膳食纤维

原料：菜花 250 克，鲜香菇 6 朵，鸡汤、葱、姜、水淀粉、香油、盐各适量。

做法：1. 葱、姜切丝；菜花洗净，焯一下。2. 鲜香菇去蒂洗净，切丁。3. 油锅烧热，放入葱丝、姜丝炒香。4. 加鸡汤、盐，烧开后放入香菇丁和菜花。5. 小火煮 10 分钟后，用水淀粉勾芡，淋上香油即可。

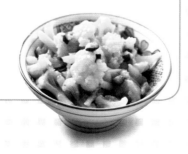

蒜蓉空心菜

营养功效：空心菜中膳食纤维含量极为丰富，由纤维素、木质素和果胶等组成。果胶能促进体内有毒物质排泄，帮助孕妈妈轻松排毒，同时可以防治便秘。

☢ 膳食纤维　　◇ 钙

原料：空心菜 250 克，大蒜、盐、香油各适量。

做法：1. 空心菜洗净，切段，焯烫；蒜洗净，切末。2. 蒜末、盐与少量水调匀后，再浇入热香油，调成味汁。3. 将味汁和空心菜拌匀即可。

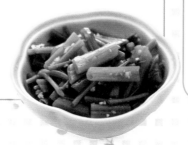

丝瓜炖豆腐

营养功效：丝瓜富含维生素 C，与豆腐一起炖食，营养丰富，还有助于铁元素的消化吸收。

⊛ 维生素 C　　◇ 钙

原料：豆腐 50 克，丝瓜 100 克，高汤、盐、葱花、香油各适量。

做法：1. 豆腐洗净，切块；用刀刮净丝瓜外皮，洗净，切片。2. 豆腐块用开水焯一下，冷水浸凉，捞出，沥干水分。3. 油锅烧至七成热，下丝瓜片煸炒至软，加高汤、盐、葱花，烧开后放豆腐块，改小火炖 10 分钟，淋上香油即可。

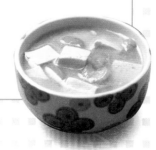

多才爸爸的 10 分钟胎教课

名画胎教:《母爱》

英国画家弗雷德里克·摩根的《母爱》,画面温馨、充满阳光。母亲一手托着婴儿,另一只手抚摸着一旁的小猫,神情愉悦、安详。而小婴儿只专注于小猫,孩子的天性展露无遗。

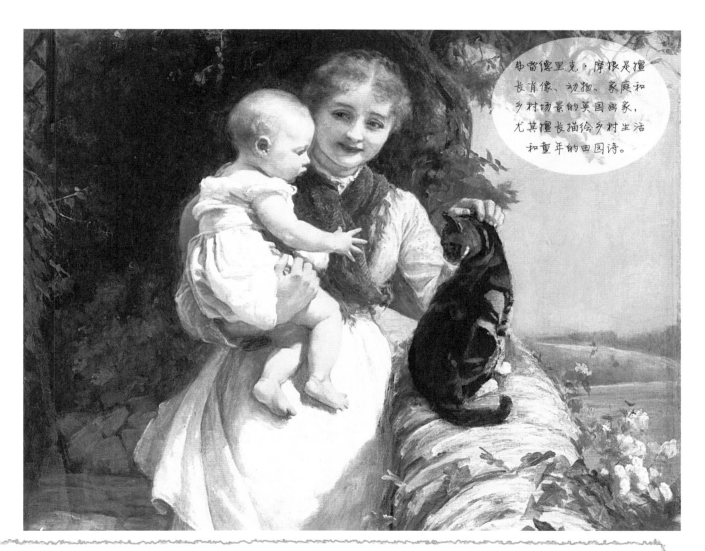

弗雷德里克·摩根是擅长肖像、动物、家庭和乡村场景的英国画家,尤其擅长描绘乡村生活和童年的田园诗。

本周胎教推荐 故事:《司马光砸缸》 音乐:《平湖秋月》 手工:编一个中国结

好爸爸看重点

陪孕妈妈寻找快乐源泉
学编织
写怀孕日记
陪孕妈妈读喜欢的书
做些孕妈妈想吃的菜

消除水肿有妙方
保证睡眠时长
避免穿过紧的衣物
休息时把下肢垫高
避免久站和久坐

出门旅行要谨慎
记下医生的电话
携带产检病历
提前查好目的地的天气、交通、医院
准爸爸或家人全程陪同

多样的胎教形式
通过孕妈妈的眼睛欣赏
准爸爸念给孕妈妈听
一起去听音乐会
带孕妈妈欣赏美景

看了才知道，准爸爸容易犯的错

有些准爸爸非常关心孕妈妈，稍有不适就大惊小怪，这反而不利于孕妈妈的孕期情绪。准爸爸可以让孕妈妈问一问自己的母亲、有怀孕经历的朋友或者看看书，还可以陪孕妈妈向医生咨询。即使是发生了与别人不一样的现象，只要不会危及孕妈妈和胎宝宝的健康，就不用过分担心。

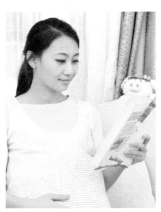

在网上搜索资料的时候要去权威的网站，不要听信网络传言。

孕20周
满分爸爸这样做

孕妈妈的情绪可以影响胎宝宝的情绪，所以准爸爸要让孕妈妈保持心情轻松愉快，情绪稳定，避免精神紧张等不良刺激，和胎宝宝一起，快快乐乐地度过每一天。

孕妈妈的情绪与宝宝息息相关

孕妈妈的不良情绪不利于胎宝宝的健康和心智发展，因此孕期孕妈妈要尽量保持一个好心情，这对孕妈妈和胎宝宝都十分有好处。经常保持良好情绪的孕妈妈，体内的有益物质会让孕妈妈的身体处于最佳状态，十分有益于胎盘的血液循环供应，促使胎宝宝稳定地生长发育，并且不易发生流产、早产及妊娠并发症。

孕妈妈的好心情还能使自己食欲增强，预防孕期抑郁，有利于安胎和养胎。常做情绪胎教的胎宝宝，出生后性情平和，情绪稳定，不经常哭闹，能很快地形成良好的生理规律，如睡眠、排泄、进食等，并且一般来讲智商、情商都较高。

重视孕期情绪问题

孕妈妈怀孕后，心理比较不稳定，容易产生矛盾、恐惧、情绪激动或内向性等心理现象，孕妈妈最担心的就是胎宝宝能否顺利成长，特别是大龄孕妈妈或

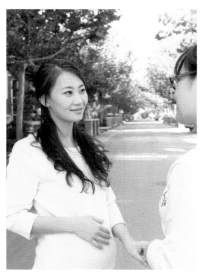

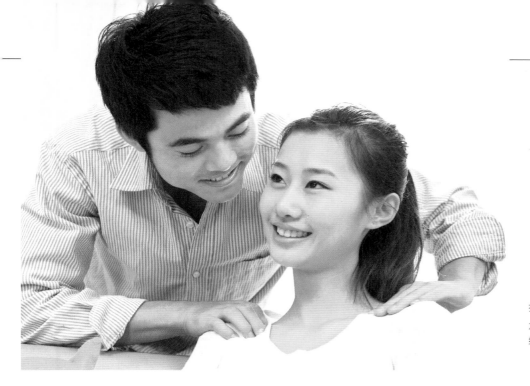

按摩也可助孕妈妈放松心情

准爸爸可以在和妻子聊天的时候给妻子按摩一下。

不容易怀孕的女性，其压力更是不言而喻，这些都是常见的。准爸爸不仅要有心理准备，还要学会帮孕妈妈调节心理和情绪，把这看成是人生中难得的一次心理训练吧。

安抚孕妈妈的不良情绪

虽说焦虑、愤怒、紧张等坏情绪对母子不利，但是偶尔的不良情绪是正常的，不必大惊小怪。一旦孕妈妈出现的不良情绪比较严重，准爸爸要马上察觉到，并给予她最贴心的安慰。要知道准爸爸是孕妈妈最亲近的人，你的一言一语对她的影响最大。

"准爸爸要保证每天有足够的时间和孕妈妈在一起，并保持亲密的交流。如果身体允许，可以考虑一起外出度假，尽可能营造温馨的家庭环境。"

生男生女都是宝，别给孕妈妈太大压力

很多准爸爸对胎宝宝的性别有自己的想法，因此给孕妈妈很大的精神压力。但是生男生女不是孕妈妈能够决定的，而且不管未来宝宝是男孩还是女孩，都是准爸爸和孕妈妈感情的果实，一样都是家中的宝贝。

孕妈妈情绪不稳定，承受压力大，对她和宝宝的健康都没有好处。所以，准爸爸还是要多体谅妻子，不管内心有什么想法，都要站在妻子的角度想一想，多体贴她。

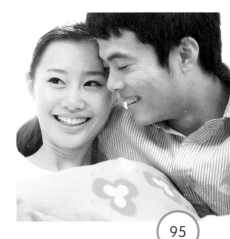

投其所好

了解孕妈妈的兴趣爱好，让孕妈妈的生活充实起来。

95

暖男爸爸下厨房

本月不可忽视铁的摄入。另外，为避免因缺乏锌而造成胎宝宝神经系统发育障碍，孕妈妈可适当吃一些香蕉、动物内脏、花生、红枣、松子等富含锌的食物。

爸爸懂营养，妈妈更健康

维生素 C 是胎宝宝发育和孕妈妈健康所必需的营养素，它可以增加铁吸收和利用的效率，但若是大量直接地摄入维生素 C，会增加泌尿系统结石的风险，吃新鲜蔬菜和水果补充维生素 C 是最好的方法。

小米红枣粥

营养功效：小米有很好的补益效果，有助于增进肠胃的消化和吸收；红枣富含维生素，有补血效果，这款粥适合孕妈妈早餐食用。

铁　维生素

原料：小米 100 克，红枣 3 颗。

做法：1. 红枣洗净；烧一锅凉水（不要使用高压锅），水完全沸腾后放入小米、红枣一起煮，撇去枣沫，去杂质。2. 转小火煮至粥熟即可。

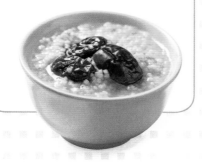

羊肝胡萝卜粥

营养功效：羊肝能养肝、明目、补血、清虚热。

锌　胡萝卜素

原料：羊肝、大米各 50 克，胡萝卜半根，姜末、葱花、盐、料酒各适量。

做法：1. 将羊肝洗净，切薄片，用料酒腌渍去腥；胡萝卜洗净，去皮切丁；大米洗净。2. 锅中加适量清水，中火烧开，放入大米、姜末，改用小火煮约 35 分钟。3. 再加入羊肝片、胡萝卜丁，调入盐，煲 10 分钟，最后撒入葱花即可食用。

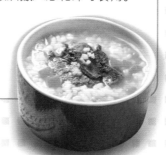

拔丝香蕉

营养功效：这道菜富含钾和膳食纤维，有促进肠道蠕动的作用。香蕉还能有效预防孕期抑郁。

膳食纤维　钾

原料：香蕉 1 根，鸡蛋 1 个，面粉 100 克，白糖适量。

做法：1. 香蕉去皮，切块；鸡蛋打匀，与面粉搅匀，调成糊。2. 油锅烧热，香蕉块裹上面糊投入油中，炸至金黄色时捞出，备用。3. 另起油锅烧至五成热时放入白糖，加少许清水，待白糖化开，用小火慢慢熬至金黄能拉出丝。4. 香蕉块倒入糖汁中拌匀即可。

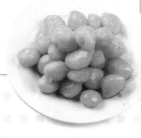

多才爸爸的 10 分钟胎教课

故事胎教：巨人的花园

巨人有一个花园。每当他外出时，附近的孩子们就来到花园里玩耍。

一天，巨人从外面回了家。他看见孩子们在花园里玩，生气极了，大声嚷起来："快给我出去！"巨人把孩子们赶跑了，又沿着花园垒了一道围墙。从那以后，孩子们再也不敢来了。

春天来了，到处都是鲜花和小鸟。可在巨人的花园里，没有鸟儿唱歌，树木也不肯开花，陪伴巨人的还是那厚厚的积雪。

"春天怎么还不来？"巨人伤心地自言自语。

一天，巨人突然听见一只小鸟在窗外歌唱。他跑到窗前，看见孩子们从围墙的小洞爬进花园里。孩子们走到哪里，哪里就开出鲜艳的花朵，鸟儿也唱起动听的歌。巨人欣喜地冲下楼去，孩子们一见他就跑了。花园里又出现了冬天的景象。

只有一个最小的孩子没有跑开，他的眼里含着泪水。巨人轻轻地抱起他，放在树上。这棵树一下子开出了美丽的花，鸟儿也飞来了。

巨人被这场景深深地感动了。他推倒了围墙，对那个最小的孩子说："告诉你的小伙伴们，花园现在是你们的了。"

从此以后，孩子们天天到花园里来和巨人一起游戏。

巨人感慨地说："虽然我有许多美丽的花。可是，你们才是最美丽的。"

本周胎教推荐　　抚摸互动：跟胎宝宝玩踢肚子游戏　　语言：带胎宝宝认识英文字母

孕6月
骄傲地挺起肚子

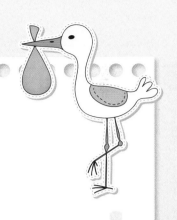

你的宝贝：吸吮手指真好玩

胎宝宝的感觉器官日新月异，味蕾已经形成了，还能吸吮自己的拇指。你看他吸吮得津津有味，好像尝到了什么好吃的。胎宝宝除了会吸吮手指，听觉也很敏锐，准爸爸多和胎宝宝说说话，等他出生后也会熟悉你的声音的。

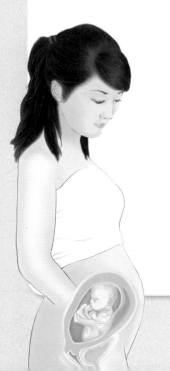

你的妻子：进入不适高发期

孕妈妈的体重在一点点增加，肚子越来越大了，消化系统也因此受到了牵连，此时应该少食多餐，适当地做些运动。

➤ 乳房：乳晕和乳头的颜色加深，乳房也越来越大，为哺育宝宝做准备。

➤ 子宫：子宫进一步增高、增大，脊椎骨向后仰，身体重心向前移，由此出现孕妇特有的形态。

➤ 腹部：腹部隆起更为突出，已经分不清哪里是腰，哪里是肚子了，变成了一个真正的"大肚婆"。

准爸爸必修课

➤ 学习测量宫高和腹围，在家帮助孕妈妈测量一次，以便对妊娠有更多了解，及时发现问题。

➤ 及时为孕妈妈提供新鲜的瓜果蔬菜，这样有利于防止便秘。

➤ 给孕妈妈放胎教音乐，也可以哼些快乐的歌曲给胎宝宝听。

➤ 孕妈妈的阴道分泌物因怀孕而增加，容易引发阴道炎，需经常洗浴及更换内衣，准爸爸要主动帮助妻子清洗衣物。

➤ 一般在妊娠中期，孕妈妈的皮肤容易过敏，准爸爸应尽量为妻子营造一个避免诱发过敏的环境，如避免孕妈妈与灰尘或粉尘、棉毛纤维、花粉及有害气体接触等。

陪老婆去产检，准爸爸这样做

本月随着孕妈妈体重的不断增长，肚子也越来越大了，一些不适感也随之而来，但是有准爸爸陪伴一同进行产检，孕妈妈会放松许多，还能缓解紧张情绪。

本月产检项目

▶B超检查：主要是为了了解胎宝宝的发育情况有无异常。本月，羊水相对较多，胎宝宝大小比例适中，在子宫内有较大的活动空间。此时进行B超检查，能清晰地看到胎宝宝的各个器官，可以对胎宝宝进行全身检查。

▶葡萄糖耐量试验：检测是否存在妊娠葡萄糖不耐症，以确定是否有患妊娠糖尿病的危险。

▶听胎心音：监测胎宝宝发育情况。

▶测量宫高、腹围：了解胎宝宝宫内发育情况，是否发育迟缓或为巨大儿。

▶血常规：例行检查，了解孕妈妈健康状况。

注：以上产检项目可作为孕妈妈产检参考，具体产检项目以医院及医生提供的建议为准。

产检前你需要做的准备

产检前一定要让孕妈妈休息好，避免因压力大、过度劳累而影响产检结果。还有一些针对本月产检项目需要特别注意的，准爸爸要牢记。

妊娠糖尿病检查要空腹

做妊娠糖尿病检查前，要至少空腹8小时再进行抽血，也就是说孕妈妈在产检的前1天晚上12点后就要禁止进食。检查当天早晨，不能吃东西、喝水。

糖粉要全部溶于水中

孕妈妈喝葡萄糖粉的时候，要尽量将糖粉全部溶于水中。如果喝的过程中糖水洒了一部分，将影响检查结果的准确性，建议改日重新检查。

妊娠糖尿病检查前控制糖分摄入

很多孕妈妈做妊娠糖尿病检查时第一次通不过，有可能是因为孕妈妈前1天吃了过量的甜食，比如吃了半个西瓜、喝了几杯果汁等。

B超羊水量检查不是所有人都做

前期检查羊水量过多，或甲胎蛋白高，提示羊水急性增多时需要检查。孕中期胎动时孕妈妈感觉腹痛，宫高及腹围明显小于正常月份，更需要做羊水量检查。

好爸爸看重点

四季出门必备物品
春季戴口罩
夏季做好防晒
秋季带外套
冬季注意鞋子防滑

帮孕妈妈缓解静脉曲张
不让孕妈妈提重物
休息时将双腿抬高
不要跷二郎腿
穿医疗弹性袜

应对办公室疲劳的窍门
准备个搁脚凳
午睡 20 分钟
接受同事的帮助
调节工作压力

陪孕妈妈出门散步
不要走太远
累了就及时休息
带上水和小零食
突发状况立即打电话

看了才知道，准爸爸容易犯的错

有些准爸爸认为四维彩超会比三维彩超更清晰而执意做四维彩超，这是没有必要的。其实三维彩超和四维彩超一样有排畸的作用，只是四维彩超可以让看不懂普通 B 超图像的准爸爸孕妈妈能看出胎宝宝的模样和动作。所以如果没能约上四维彩超，用三维彩超也一样可以进行排畸，看清胎宝宝的模样。

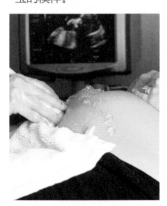

做彩超时最好穿上下分开的衣服，方便检查。

孕21周
满分爸爸这样做

陪孕妈妈去做彩超

做三维、四维彩超，能观察到胎宝宝是否发育正常，排除畸形胎儿的可能。主要包括胎头、上唇、脊柱、腹部（双肾、肝、胃泡、膀胱、胆囊）、四肢、心脏等器官的排畸。这次彩超，准爸爸如果有时间可以陪着孕妈妈一起去，一起看看胎宝宝的小模样，万一出现不好的结果也可以和孕妈妈及时商量，做出决定。

三维、四维彩超适宜在孕 20~26 周做

三维、四维彩超一般在孕 20~26 周做最合适。在孕 20 周之前，胎宝宝的皮下脂肪很少，脸部的骨骼会透过皮肤突出来；

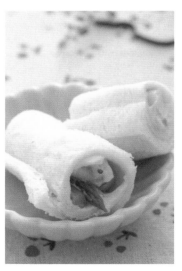

到了孕 26 周以后，孕妈妈肚中的羊水会有所减少，难以看清楚胎宝宝的脸。如果到了孕 30 周，胎宝宝的头部可能已经进入骨盆了，所以医生一般不建议到了孕晚期做三维、四维彩超。很多医院做三维、四维彩超时需要预约，孕妈妈要提前了解当地医院的情况，别错过最佳时间。

做彩超前要吃饱

做彩超前不需要空腹，最好是吃完早餐再做彩超，因为吃饱之后胎宝宝会动得比较厉害，可以看得更清楚。

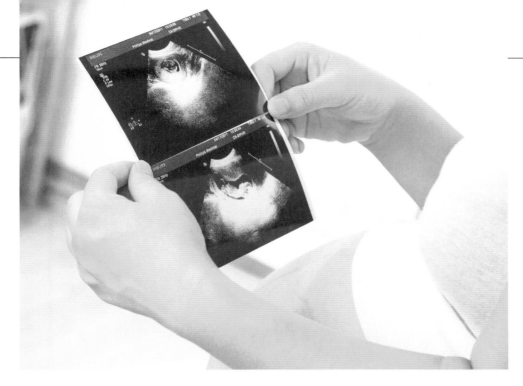

彩超不是彩色照片

事实上彩超依然是黑白的，被称为彩超是因为会用彩色标注心脏、血流等指标。

做彩超需要 10~15 分钟

做三维、四维彩超时，医生会看得比较仔细，观察比较全面。如果胎宝宝很健康，且愿意活动，一般 10~15 分钟就够。如果胎宝宝偷懒，不愿意动，也不愿意翻身的话，医生很难看到胎宝宝的所有部位，孕妈妈可以在 B 超室外走动一会儿，喝点水或果汁，和胎宝宝说说话，1~2 小时后再进入 B 超室继续检查。此次彩超十分重要，孕妈妈不要心急。

很多孕妈妈在做三维、四维彩超排畸之前都会非常紧张，担心胎宝宝在肚子里有什么问题。其实不用担心，大部分的胎宝宝都是健健康康的。孕妈妈情绪不稳定的时候，准爸爸要多安慰她，尽量让她放松。在做三维、四维彩超时，孕妈妈紧张的情绪反而会引起胎宝宝的不安。

如果孕妈妈感到十分紧张，可以做做深呼吸、多走走路，转移下自己的注意力，这样也更有利于胎宝宝动起来。

做彩超时涂抹的液体对胎宝宝无害

做彩超前涂抹的那种胶体叫作"耦合剂"，它能使探头和皮肤接触紧密，更好地显影。这种耦合剂是水质的，对身体没有刺激，对孕妈妈皮肤和胎宝宝都没有危害。孕妈妈可以完全放心，检查完后用纸擦掉就行了。

相信医生判断

三维、四维彩超的图像是后期生成的，不要自己根据图像胡乱猜测。

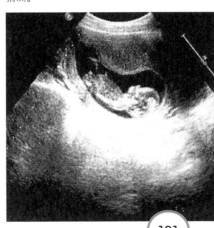

101

暖男爸爸下厨房

采取高蛋白、低盐饮食以及减少高糖食物的摄取等方法都有助于减轻妊娠水肿症状。

此外，也可常吃芦笋、洋葱、南瓜、冬瓜、绿豆、薏仁等有助于缓解水肿的食材。

爸爸懂营养，妈妈更健康

除了低盐饮食，准爸爸还要监督孕妈妈平时吃的零食，无论是市售的还是自制的，盐分过高的零食都不适合孕妈妈。同时，有些碳酸饮料中含有大量的钠，如果孕妈妈经常喝，也会加重妊娠水肿。

豌豆鸡丝

营养功效：豌豆富含维生素 B$_1$，鸡肉能够提供优质蛋白质。此菜圆润鲜绿，荤素搭配，营养合理。

🌾 维生素 B$_1$ 🍳 蛋白质

原料：鸡肉 250 克，豌豆 100 克，高汤、盐、水淀粉各适量。

做法：1. 将豌豆洗净，焯烫，捞出沥干；鸡肉洗净，切丝备用。2. 油锅烧热，放入鸡肉丝炒至变色，加入豌豆继续翻炒至熟，加入盐、高汤，用水淀粉勾芡即可。

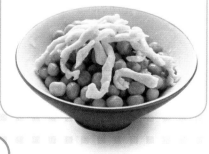

鸡肉玉米羹

营养功效：这道菜中玉米性平而味甘，能调中健胃、利尿消肿，有助于孕妈妈消除水肿。

🍳 蛋白质   ☢ 膳食纤维

原料：玉米粒 100 克，鸡蛋 2 个，鸡肉 50 克，盐、白糖各适量。

做法：1. 将玉米粒用搅拌机打成玉米蓉；鸡蛋打散备用；鸡肉切丁。2. 将玉米蓉、鸡肉丁放入锅中，加适量清水，大火煮沸，转小火再煮20 分钟。3. 慢慢淋入蛋液，搅拌，大火煮沸后，加盐、白糖即可。

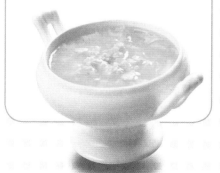

柠檬饭

营养功效：这道柠檬饭有着独特的香气，还有着可爱的造型，能让孕妈妈的心情好起来。

🌾 维生素 C   ☢ 碳水化合物

原料：香米 200 克，柠檬 1 个，盐适量。

做法：1. 柠檬洗净，切成两半，一半去皮，切末，一半切成薄片。2. 香米淘洗干净，放入适量水和盐焖煮。3. 饭熟后，装盘，撒上柠檬末，周围环绕柠檬片装饰即可。

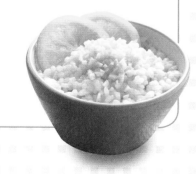

多才爸爸的 10 分钟胎教课

情绪胎教：漂亮的指印画

　　在制作指印画之前，准爸爸可以帮孕妈妈准备好需要用到的颜料、图纸等材料，为了防止弄脏孕妈妈的衣服，还要帮她准备一件围裙。不同的手指蘸着不同的色彩按指印，"创造"出栩栩如生的事物，是不是很有趣？孕妈妈可以随意进行创作，在作画的时候别忘了告诉胎宝宝："妈妈现在正在用红色的颜料按下花朵的花瓣，大点的花瓣用中指印，小点的用小指印就可以了……"

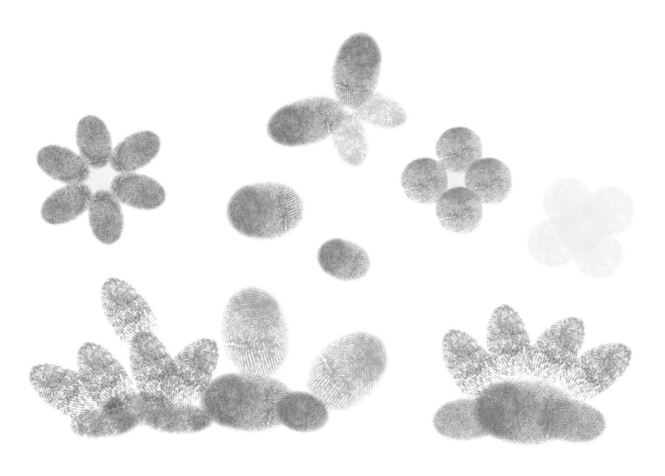

 本周胎教推荐　营养：奶汁烩生菜　英文儿歌：*Jingle Bells*　音乐：《蓝色多瑙河》

好爸爸看重点

保护手腕
给白领孕妈妈准备腕垫
不让孕妈妈手腕使力
减少孕妈妈手的活动量
给孕妈妈按摩手腕

表达对妻子的爱
甜言蜜语不可少
每天给孕妈妈做按摩
帮孕妈妈洗脚
帮孕妈妈翻身

孕期痔疮护理方法
保持清洁
避免含类固醇和麝香的
药物
以保守治疗为主

胎教故事的选择
具有美好品质的故事
拒绝悲伤或恐怖的故事
情节要简单
语言要口语化

看了才知道，准爸爸容易犯的错

不少准爸爸知道孕妈妈在确诊妊娠糖尿病之后需要限制碳水化合物的摄入。但这不代表患有妊娠糖尿病的孕妈妈就不能吃主食了，否则可能会导致孕妈妈因摄入热量不足而营养不良。适量的碳水化合物是维持胎宝宝大脑正常发育所必需的，因此患妊娠糖尿病的孕妈妈不能完全禁止主食的摄入。

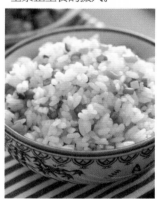

患妊娠糖尿病的孕妈妈每天应保证摄入 200~250 克主食。

孕22周
满分爸爸这样做

如果孕妈妈被诊断为妊娠糖尿病，准爸爸也不必紧张，大多数孕妈妈生完宝宝后会恢复正常。

什么是妊娠糖尿病

妊娠糖尿病（GDM）是孕前糖代谢正常，怀孕后才出现的糖尿病，而孕前就有糖尿病（DM）的称为糖尿病合并妊娠。患上妊娠糖尿病的孕妈妈最常见的表现是三多一消，即多饮、多食、多尿及消瘦。

预防妊娠糖尿病的小对策

1. 控制孕前和孕后体重，保持孕期体重合理增长。

2. 饮食清淡，控制植物油及动物脂肪的摄入量，少用煎炸的烹调方式，多选用蒸、煮、炖等烹调方式。

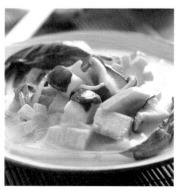

3. 饮食规律，营养均衡。多吃谷物、蔬菜、水果，但也不能无限量地吃水果。补充足量叶酸，限制糖的摄入。注意餐次分配，坚持少食多餐的饮食习惯。

4. 孕期坚持规律运动。有研究表明，妊娠糖尿病风险高的偏胖孕妈妈更要坚持规律运动，这样能将患病风险降低一半。

5. 孕妈妈要坚持按时产检，早发现早治疗。一旦发现有妊娠糖尿病的征兆，要在医生指导下积极治疗，及时控制。

暖男爸爸下厨房

胎宝宝的皮下开始贮存脂肪，体重开始大幅增加。在这周，孕妈妈可适度增加热量的摄入，但应控制摄入量，避免增重过多，多吃一些富含脂肪及蛋白质的食物，如鱼类、肉类等。

爸爸懂营养，妈妈更健康

除了饮食，生活习惯也影响着孕妈妈的营养摄入，比如多晒太阳可以帮助孕妈妈自身合成维生素 D，从而促进钙在胃肠道的吸收和骨骼中的沉积，有助于胎宝宝骨骼和牙齿的发育。

虾肉冬瓜汤

营养功效：此菜不仅补钙，还有预防下肢水肿的作用，可有效缓解孕期水肿症状。

⟨⟩ 钙　　◎ 硒

原料：虾 250 克，冬瓜 150 克，姜片、盐、白糖、香油各适量。

做法：1. 虾处理干净，隔水蒸 8 分钟，取出虾肉。2. 冬瓜洗净切小块，放入锅中与姜片同煲。3. 放入虾肉，加盐、白糖、香油略煮即可。

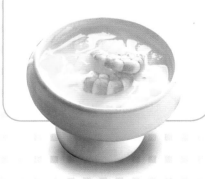

小米蒸排骨

营养功效：小米的铁含量高于水果蔬菜。

🥄 铁　　◎ 蛋白质

原料：排骨 300 克，小米 100 克，料酒、冰糖、甜面酱、豆瓣酱、葱、姜、盐各适量。

做法：1. 葱、姜切末；排骨洗净，斩成约 4 厘米长的段；豆瓣酱剁细；小米洗净，用水浸泡备用。2. 排骨段与除葱末外的调味品搅拌均匀。3. 将处理好的排骨段装入蒸碗内，放入小米，用大火蒸熟。4. 取出蒸碗，扣入盘内，撒上葱末即可。

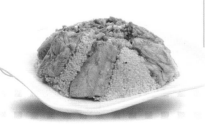

银耳羹

营养功效：银耳含有蛋白质、脂肪和多种氨基酸、矿物质，可以为孕妈妈提供充足的营养。

◎ 蛋白质　　● 锌

原料：银耳 50 克，冰糖、水淀粉、樱桃、草莓、核桃仁、香油各适量。

做法：1. 樱桃洗净；草莓洗净，切片。2. 银耳泡发，放入锅内，加清水烧沸后煮 30 分钟，加入冰糖，将火关小。3. 边搅拌边加入水淀粉，稍煮，放入樱桃、草莓片、核桃仁，淋上香油，盛入碗内，凉透后放入冰箱，待到凝固成冻即可。

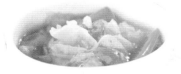

多才爸爸的 10 分钟胎教课

语言胎教：学学绕口令

　　绕口令不仅可以练嘴皮子，还能锻炼孕妈妈的反应能力。孕妈妈刚开始念绕口令时可以放慢速度，慢慢读，这样也能把绕口令的内容形象化地传给胎宝宝。等熟练了就可加快速度，体验绕口令的别样趣味。

南南有个篮篮

南南有个篮篮，

篮篮装着盘盘。

盘盘放着碗碗，

碗碗盛着饭饭。

南南翻了篮篮，

篮篮扣了盘盘。

盘盘打了碗碗，

碗碗撒了饭饭。

石榴树上结辣椒

颠倒话，话颠倒，

石榴树上结辣椒。

东西大路南北走，

碰见兔子去咬狗。

拿住狗，打砖头。

砖头咬住我的手。

王婆卖瓜又卖花

王婆卖瓜又卖花，

一边卖来一边夸。

又夸花，又夸瓜。

夸瓜大，大夸花，

瓜大花好，笑哈哈。

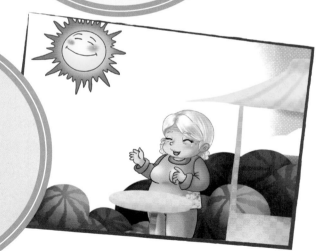

十分钟
拓展胎教　　　　故事　　　　　　儿歌　　　　　　古文

《千里送鹅毛》　　　《小燕子》　　　《爱莲说》

本周胎教推荐

故事胎教：居里夫人

波兰有个叫玛丽的小姑娘，学习非常专心。不管周围怎么吵闹，都分散不了她的注意力。一次，玛丽在做功课，她姐姐和同学在她面前唱歌、跳舞、做游戏，玛丽就像没看见一样，在一旁专心地看书。姐姐和同学想试探她一下，她们悄悄地在玛丽身后搭起几张凳子，只要玛丽一动，凳子就会倒下来。时间一分一秒地过去了，玛丽读完了一本书，凳子仍然竖在那儿。

从此姐姐和同学再也不逗她了，而且都像玛丽一样专心读书，认真学习。玛丽长大以后，成为了一名伟大的科学家，她就是居里夫人。

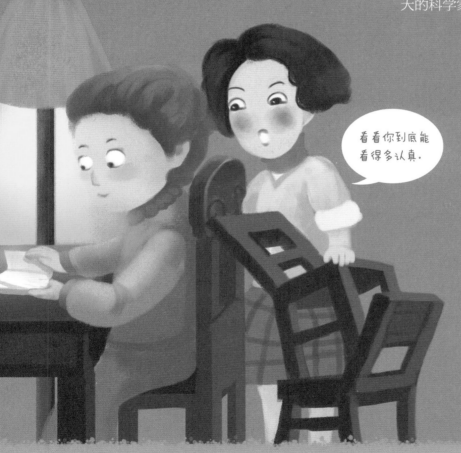

看看你到底能看得多认真.

居里夫人非常珍惜时间，和恋人皮埃尔·居里结婚时，新房里只有两把椅子，正好两人各一把。皮埃尔·居里觉得椅子太少，建议多添几把，以免客人来了没地方坐，居里夫人却说："有椅子是好的，可是，客人坐下来就不走啦。为了多一点时间搞研究，还是算了吧。"

知识：小露珠是怎样形成的　　语言：带胎宝宝认识图形　　电影：《冰雪奇缘》

好爸爸看重点

调节饮食减轻水肿	预防妊娠高血压综合征	和胎宝宝做游戏	帮妻子收拾好私家车	不发胖的营养品
进食足量的蛋白质 进食足量的蔬果 不要吃过咸的食物 少吃或不吃难消化 和易胀气的食物	注意休息 记录血压和体重 均衡营养 坚持体育锻炼	每天道早安和晚安 跟胎宝宝说说话 胎动时抚摸胎宝宝 轻推胎宝宝	仪表台上不放杂物 移除车内熏香 车内准备好运动鞋 定期除臭杀菌	低脂酸奶 麦片 绿叶蔬菜 瘦肉 豆制品

看了才知道，准爸爸容易犯的错

当孕妈妈出现水肿情况之后，准爸爸可减少孕妈妈的盐摄入量，但是千万不可完全忌盐。虽然摄入过多的盐会加重孕妈妈的水肿情况，诱发妊娠高血压，但是孕妈妈体内新陈代谢比较旺盛，特别是肾脏的过滤功能和排泄功能比较强，如果完全不吃盐，容易导致孕妈妈食欲缺乏、倦怠乏力。

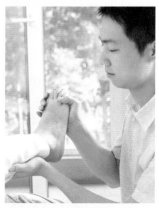

准爸爸可以学点按摩手法帮妻子缓解水肿

孕23周
满分爸爸这样做

水肿是孕期常见的生理现象，约 90% 以上的孕妈妈会出现水肿现象，如果无子痫前兆的症状，水肿可视为孕期正常现象，水肿情况往往会在休息或充足睡眠后减轻。通过调整生活方式，孕妈妈可以从一定程度上预防并减轻正常的孕期水肿。

为什么孕期容易水肿

从孕 6 周开始，孕妈妈的血容量就会逐渐增加，到孕 34 周达到高峰的时候，血容量会比孕前增加 40% 左右，并要在这个水平上一直维持到产后 2 周才能恢复到孕前水平，这会引起体内水钠潴留，导致水肿。而日益增大的子宫也会压迫到静脉血管，影响静脉回流，使孕妈妈出现下肢水肿。如果孕妈妈水肿持续不消，一定要去看医生。

了解水肿状况

医生会用手指按压腿部，若指压时有明显凹陷，恢复缓慢，表明有水肿。

医生还可能会采用以下方法来检查：24 小时尿蛋白定量、血常规、血沉、血浆白蛋白、血尿素氮、肌酐、体液免疫、心电图、心功能测定、肾脏 B 超。检查单上常有以下几种数据。

水肿部位：多出现在手、脚、腿及全身。

水肿原因：生理性水肿、病理性水肿。

诊断结果：往往提示是哪种类型的水肿。

正常的水肿和不正常的水肿

妊娠期孕妈妈常发生下肢水肿，很多是由于胎宝宝发育、子宫增大而压迫下肢，使血液回流受阻，这样的水肿经过卧床休息后就可以消退，不需要担心。如果卧床休息后仍不消退，就是妊娠水肿，是不正常的现象，应该引

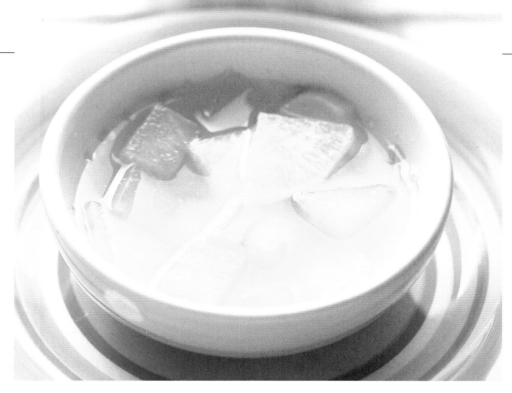

饮食宜清淡

除了要控制盐的摄入，其他调味品也不宜多吃，尤其是糖，可以吃一些利尿作用的食物，如冬瓜、黄瓜。

起重视。当孕妈妈的体重每周增长超过 500 克，就要考虑是否为妊娠水肿了。这种水肿一般由踝部开始，使腿看起来像萝卜一样，逐渐上升至小腿、大腿、腹部甚至全身。孕妈妈会感觉相当疲惫。

妊娠水肿的缓解方法

无论什么原因引起的妊娠水肿，药物治疗都不能彻底解决问题，必须改善营养，增加饮食中蛋白质的摄入，以提高血浆中白蛋白含量，改变胶体渗透压，才能将组织里的水分带回到血液中。

减少食盐及含钠食品的进食量，如少食咸菜，以减少钠的摄入。

增加卧床休息时间，以使下肢回流状况得到改善。站立时注意不时地变换姿势，使腿部得到轮流休息。坐着和躺着时，可将脚抬高，以加大肾血流量，减轻水肿。

经常去户外散步，促进下肢血液循环。

服装要宽松舒适，特别是下装更要宽松一些，鞋子要柔软轻便的。

适当吃一些冬瓜、萝卜、黑豆、丝瓜、玉米、红小豆、黄瓜等有利尿作用的食物。此外，孕妈妈可以适当烹制些富含蛋白质的鲤鱼汤、鲫鱼汤饮用。

垫高双腿

如果条件允许，孕妈妈在休息的时候尽量垫高双腿。

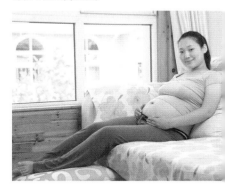

"怀孕后身体调节盐分、水分的机能下降，孕妈妈要控制盐分的摄入，每日摄取量应在 6 克以下。已经出现水肿的孕妈妈，食盐量每日应限制在 5 克以下。"

暖男爸爸下厨房

胎宝宝对铁、锌、维生素的需求继续增加，孕妈妈应多吃一些瘦肉、鸡蛋、动物肝脏、鱼及强化铁质的谷类食品，也要多吃一些富含维生素 C 的食物和富含膳食纤维的蔬菜。

爸爸懂营养，妈妈更健康

如果孕妈妈对食物比较挑剔，准爸爸可以给孕妈妈准备一些营养品，但要注意，当滋补饮品的温度达到 60~80℃时，其中大部分营养成分会发生分解。不宜用开水冲调的营养品有：孕妇奶粉、多种维生素、葡萄糖等滋补营养品。

虾仁滑蛋

营养功效：这道菜营养丰富，味道鲜美，能满足孕妈妈对蛋白质的需要。

⟨⟩ 钙　　◎ 蛋白质

原料：虾仁 10 只，鸡蛋 2 个，淀粉、料酒、盐各适量。

做法：1. 虾仁去壳、去虾线，洗净；将鸡蛋清与鸡蛋黄分离。2. 将虾仁用蛋清、淀粉、盐、料酒抓匀，腌制片刻。3. 油锅烧热，倒入虾仁快速滑散，翻炒。4. 将蛋黄和剩余的蛋清一同加盐打散，倒入锅中，待蛋液与虾仁一起凝固即可。

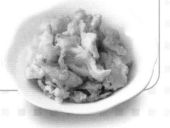

三色肝末

营养功效：此菜能补充维生素 A，对保护眼睛有益。

⊛ 维生素 A　　⊛ 维生素 C

原料：猪肝 100 克，胡萝卜、洋葱、番茄各 50 克，菠菜 20 克，高汤、盐各适量。

做法：1. 将猪肝、胡萝卜分别洗净切碎；洋葱剥去外皮切碎；番茄烫一下，剥去外皮，切丁；菠菜择洗干净，焯水后切碎。2. 将切碎的猪肝、洋葱、胡萝卜放入锅内并加高汤煮熟，再加入番茄丁、菠菜碎、盐，略煮片刻即可。

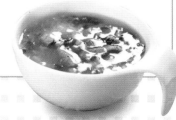

牛奶水果饮

营养功效：玉米粒和猕猴桃、葡萄可以弥补牛奶中膳食纤维的不足，还可补充维生素 C。

⊛ 维生素 C　　❋ 膳食纤维

原料：牛奶 250 毫升，玉米粒、葡萄、猕猴桃、水淀粉、蜂蜜各适量。

做法：1. 将猕猴桃、葡萄分别切成小块备用。2. 把牛奶倒入锅中，煮沸，放入玉米粒，边搅边放入水淀粉，调至黏稠度合适。3. 出锅后将切好的水果丁摆在上面，放入适量蜂蜜即可。

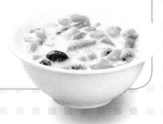

多才爸爸的 10 分钟胎教课

名画胎教:《摩特枫丹的回忆》

　　完成于 1864 年的《摩特枫丹的回忆》是让·巴蒂斯特·卡米耶·柯罗所有风景画中最具代表性的一幅。

　　摩特枫丹位于巴黎北方桑利斯附近,是个景色迷人的地方。画家柯罗曾去过那里,被这仙境般的美景所倾倒,这幅风景画就是对那里美丽景色的回忆。在乡村的湖边,一个晨雾初散的时刻,清新的晨风交融着湖面散发的水汽,朦胧一片。一位身着红裙的女子正仰首摘取小树上的野果,树下有两个孩子,女孩低头采撷草地上的野花,男孩手指树上的果子。灿烂的阳光和弥漫的云雾更具朦胧诗意。

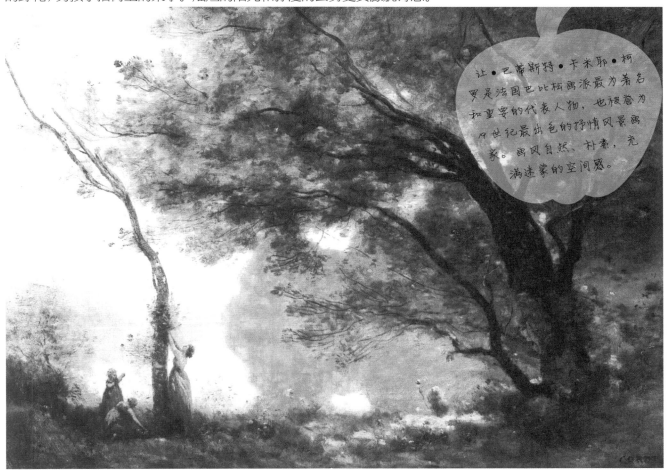

让·巴蒂斯特·卡米耶·柯罗是法国巴比松画派最为著名和重要的代表人物,也被誉为19世纪最出色的抒情风景画家。画风自然、朴素,充满迷蒙的空间感。

本周胎教推荐　故事:《三借芭蕉扇》　儿歌:《拔萝卜》　英文儿歌: *Ten Little Indians*

好爸爸看重点

胎动时宝宝在做什么
伸展背部或四肢
回应外界的声音
身体缩成一团
踢孕妈妈的肚子

易胀气孕妈妈注意饮食
少吃豆类及豆制品
少吃含盐量高的食物
少吃含糖醇多的食物
少吃含乳糖多的食物

一起挑选孕妇装
色彩柔和、小清新
样式以易穿脱为主
格子和碎花可以舒缓孕
妈妈的心情
选择两件套的分体孕
妇装

这些症状可能是贫血
经常感到疲惫
头晕眼花
失眠怕冷
脸色发黄

看了才知道，准爸爸容易犯的错

产检时准爸爸和孕妈妈会跟其他的孕妈妈和准爸爸聊起自己的胎宝宝，但是不要因为胎动情况有差异就紧张。胎动的强弱和次数，个体差异很大。有的 12 小时多达 100 次以上，有的只有 30~40 次。但只要胎动有规律、有节奏、变化不大，说明胎宝宝发育基本是正常的。

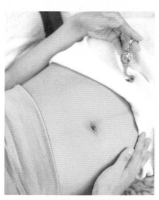

准爸爸定时与孕妈妈一起掐时间、数胎动。

孕 24 周
满分爸爸这样做

一起开始数胎动

一般来说，孕妈妈在孕 5 月就能感觉到胎宝宝在肚子里蠕动了，医生可能会从孕 6 月开始要求孕妈妈每天数一数胎动次数，以了解胎宝宝的健康状况，准爸爸也一起参与吧。

为何有些孕妈妈感受不到胎动

第一次怀孕，感觉到胎动的时间要比曾经怀孕过的孕妈妈晚一些，这与不会辨别胎动有关系；偏胖的孕妈妈要比苗条的孕妈妈感觉到胎动的时间晚一些，这与孕妈妈的敏感程度有关。

不同怀孕时期的胎动感觉

孕 16~20 周：这个时候胎宝宝运动量不是很大，孕妈妈通常觉得这个时候的胎动像鱼在游泳，或是"咕噜咕噜"吐泡泡。

孕 20~35 周：此时胎宝宝活泼好动，孕妈妈能感觉到拳打脚踢、翻滚等各种大动作，甚至还可以看到肚皮上突出的小手小脚。

孕 35 周至分娩前：此时胎宝宝几乎撑满整个子宫，胎动没以前频繁了。

数胎动的方法

计数胎动时，孕妈妈最好采取左侧卧位的姿势，保持环境安静，心情平静，以确保测量的数据准确。每天早、中、晚各计数胎动 1 小时，将 3 次记录的胎动数相加后乘 4，就得到 12 小时的胎动次数。

注意：若 12 小时胎动次数少于 20 次，就有异常的可能；若 12 小时

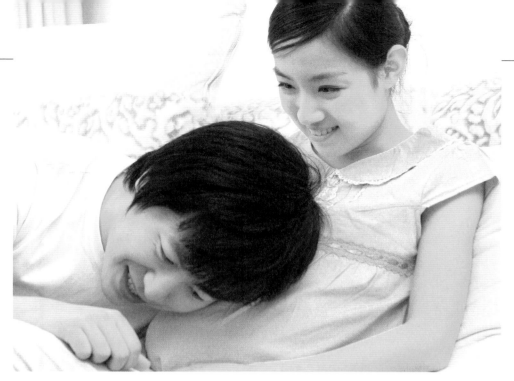

准爸爸也来感受胎动

在胎动比较频繁的时候，孕妈妈可以让准爸爸听一听，或者用手感受。

胎动次数少于 10 次，或少于平时胎动平均数的 50%，则提示胎宝宝缺氧。所以一旦胎动突然减少，就需立即就医。

胎动频繁的时间

在一天之中通常是上午 8~12 点胎动比较均匀；下午 2~3 点时很少感觉到胎动；到晚上 6 点后，胎动会逐渐增多，而晚上 8~11 点时胎动最为频繁。

胎宝宝之所以晚上动得最多，一方面是因为他这时比较有精神；另一方面是因为这个时段临近睡觉，孕妈妈更容易静下心来感受宝宝的胎动，所以会觉得动得特别多。还有吃饭以后，孕妈妈体内血糖含量增加，胎宝宝也"吃饱喝足"有力气了，这时胎宝宝也会明显比饭前动得多。此外，孕妈妈情绪愉悦或者愤怒，也会影响胎动。

有不少准爸爸和孕妈妈发现，有时他们隔着肚皮和胎宝宝说话，能明显感觉到胎动，就好像胎宝宝在回应一样；播放某些音乐时胎宝宝会变得喜欢动，好像胎宝宝在表达他喜欢或者不喜欢。当孕妈妈愉快地洗澡时，胎宝宝感受到了这份愉悦，也会动得更频繁一些。

固定时间测胎动

孕妈妈可以在早、中、晚各固定 1 个小时用来测胎动，这样更容易发现异常。

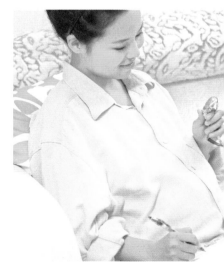

"二胎孕妈妈不仅能更早地感觉到胎动，孕期不适感也会比头胎孕妈妈减轻很多。"

暖男爸爸 下厨房

本月孕妈妈要适时摄入富含膳食纤维的食物以预防便秘。吃点油脂类的食物，比如豆油、橄榄油、芝麻油等，有滑肠的效果，还可以缓解便秘。另外，要喝足够量的水。

爸爸懂营养，妈妈更健康

如果孕妈妈出现了便秘的症状，那么准爸爸就要让孕妈妈远离辛辣刺激的食物了，如辣椒、花椒、芥末、咖喱、大葱、洋葱、韭菜、肉桂、生姜等，这些食材容易消耗肠道水分，使胃肠腺体分泌减少，造成肠道干燥，加重便秘。

芹菜燕麦粥

营养功效：芹菜燕麦粥提供丰富的铁和锌，还可补充膳食纤维，预防便秘。

🍲 铁　　☢ 膳食纤维

原料：虾皮 20 克，芹菜 50 克，燕麦仁 50 克，盐适量。

做法：1. 虾皮、芹菜洗净，芹菜切丁；燕麦仁洗净，浸泡。2. 锅置火上，放入燕麦仁和适量水，大火烧沸后改小火，放入虾皮。3. 待粥煮熟时，放入芹菜丁，略煮片刻后加盐即可。

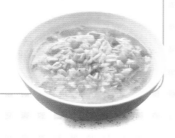

冬笋拌豆芽

营养功效：冬笋含有丰富的膳食纤维，能促进肠道蠕动，帮助孕妈妈预防便秘。

☢ 膳食纤维　　◇ 钙

原料：冬笋 250 克，黄豆芽 200 克，盐、白糖、香油各适量。

做法：1. 黄豆芽择洗干净，入沸水中烫一下，捞出，过冷水沥干水分；冬笋剥去外壳，剁去老根，切成丝，放入沸水锅中煮至无涩味时捞出过凉，沥干水分。2. 冬笋丝、黄豆芽一同放入盘内，加盐、白糖、香油拌匀即可。

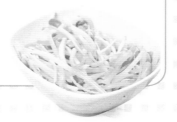

杂粮蔬菜瘦肉粥

营养功效：此粥不仅有助于补充孕妈妈所需的维生素 E 和 B 族维生素，还有助于缓解孕期便秘。

🍲 维生素 E　　🍲 B 族维生素

原料：大米、糙米各 30 克，猪肉 100 克，菠菜 20 克，虾皮、盐各适量。

做法：1. 大米、糙米均淘洗干净，煮成粥备用；菠菜择洗干净、焯水后切段；猪肉洗净，切丝。2. 油锅烧热，倒入虾皮爆香，放入猪肉丝略炒，加水煮开，放入杂粮粥和菠菜段，再煮片刻至熟后加盐即可。

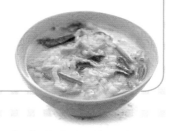

多才爸爸的 10 分钟胎教课

故事胎教：城里老鼠和乡下老鼠

　　有一天，一只城里老鼠遇到了一只乡下老鼠，他们交上了朋友，开始了相互往来。首先是乡下老鼠邀请城里老鼠到家里来做客，城里老鼠很高兴地答应了。

　　乡下老鼠拿出从田地里采来的玉米、花生、白薯和酸枣招待城里老鼠。城里老鼠一看，有点瞧不起乡下老鼠："这些东西太平常了！你难道就没有一些贵点儿的食物吗？你生活得太贫穷了。哪天你跟我到城里去，我让你开开眼界，看看我们吃的是什么，那简直丰富极了！"

　　乡下老鼠非常羡慕地望着城里老鼠，心里十分盼望早一天到城里去做客。

　　这一天，乡下老鼠进了城，到了城里老鼠家里。怎么回事，饭桌上什么东西都没有啊？城里老鼠看出乡下老鼠心里的疑问，就告诉他：吃的东西到晚上就会有的。夜晚很快来了，乡下老鼠跟着城里老鼠悄悄溜进主人的厨房，哇！这里的食品真多呀！各种蔬菜、水果、面包、香肠、奶酪、黄油……让人看得口水都流出来了。乡下老鼠和城里老鼠不客气地吃起来。

　　正吃得开心，突然听到有脚步声，"不好！主人来了，快跑！"城里老鼠一把抓住乡下老鼠钻回了洞里。乡下老鼠吓得心脏怦怦地跳个不停，刚吃下的东西差点吐了出来，"老兄，你过的是什么日子呀？虽然有那么多好吃的东西，可总是提心吊胆的，这种生活我可受不了。我还是喜欢我们乡下自由自在的生活。"说完，乡下老鼠就告辞回家去了。

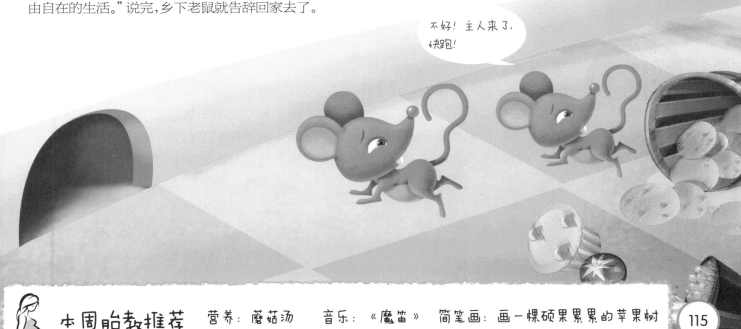

不好！主人来了，快跑！

本周胎教推荐　　营养：蘑菇汤　　音乐：《魔笛》　　简笔画：画一棵硕果累累的苹果树

孕7月
怎么这么多不舒服

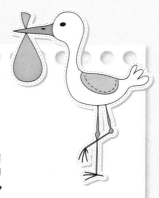

你的宝贝：能分辨明暗了

　　胎宝宝的眼睛一会儿睁开，一会儿闭上，睡眠非常有规律，而且他已经能分辨明暗了，甚至可以追踪光源。有时候，他可以睁开眼睛并把头转向从妈妈子宫壁外透射进光的方向。胎宝宝在看什么呢？是不是想要看清楚爸爸妈妈呢？

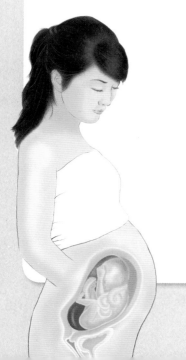

你的孕妈妈：真的变"笨"了

　　孕妈妈的腹部继续变大，行动已经显得非常笨拙了，马上就要进入孕晚期了，孕妈妈咬紧牙关，坚持到底吧。准爸爸的任务更艰巨了，因为这时的孕妈妈更需要你的呵护，你要好好表现，让孕妈妈刮目相看。

❧ 乳房：乳房上会出现一些暗红色的妊娠纹，由于身体负荷继续加重，乳房胀痛也会变得更加强烈。

❧ 子宫：子宫继续增大，接近肋缘。

❧ 腹部：腹部迅速增大，向前挺得厉害，身体重心移到腹部前方。

准爸爸必修课

❧ 经常为孕妈妈做按摩，消除孕妈妈的身体不适。按摩的手法要轻柔，边按摩边询问孕妈妈今天是否快乐，想到了什么，明天的计划安排。注意不要按摩孕妈妈腰肢以下的部位，以免刺激穴位造成意外。

❧ 用手电筒配合孕妈妈进行光照胎教。由孕妈妈确定胎宝宝在醒着的状态，准爸爸先和胎宝宝说话再进行光照胎教，注意光照时间不要太长。

❧ 增大的子宫会使孕妈妈常感到腰背酸痛或腿痛，除做按摩外，还可为她准备几个靠垫，让她在坐或卧时使用，帮助缓解不适。

❧ 为孕妈妈准备水果是准爸爸应该做的，但如果发现妻子吃水果过量，就要及时制止。

陪老婆去产检，准爸爸这样做

孕 7 月，除了常规的检查项目，孕妈妈可能还会做 B 超检查、心电图检查，由此来了解胎宝宝的发育情况，以及胎盘的位置和成熟度。准爸爸要陪孕妈妈一起去，这样能第一时间看到可爱的胎宝宝。

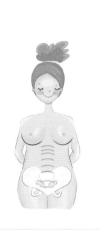

本月产检项目

➤体重检查：通过孕妈妈的体重增长情况对孕妈妈进行合理的饮食指导。

➤血压检查：检测孕妈妈是否患有高血压或低血压。

➤尿常规：便于医生了解肾脏的情况。

➤B 超检查：可了解胎宝宝的发育情况有无异常。

➤听胎心音：监测胎宝宝是否正常。

➤测量宫高、腹围：了解胎宝宝宫内发育情况，是否发育迟缓或为巨大儿。

➤血常规：是否有贫血迹象。

注：以上产检项目可作为孕妈妈产检参考，具体产检项目以医院及医生提供的建议为准。

产检前你需要做的准备

孕妈妈这个月要做 B 超，检查胎盘和胎位状况，有的孕妈妈也会做心电图检查。准爸爸快来看看怎么帮妻子顺利通过这些检查项目，并如实反映孕妈妈和胎宝宝的状况吧。

提醒孕妈妈量血压时要放松

孕妈妈在准备量血压时，准爸爸要提醒她放松，因为紧张时量出来的血压有些失常。感到紧张的孕妈妈可以先休息 15 分钟，平静下来以后再进行测量。

心电图检查不宜空腹

在孕妈妈做完抽血检查后，准爸爸要给她准备一些吃的，或者陪她到医院的食堂吃点早餐，再接着去做心电图检查，以免空腹出现低血糖，引起心跳加速。

让孕妈妈穿易穿脱的衣服

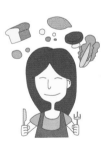

产检时，孕妈妈宜穿着宽松、易穿脱的衣服，方便医生检查，准爸爸要提醒妻子不要穿连衣裙，否则做心电图时会不方便。

帮孕妈妈拿着手表、手机

做心电图时，如果孕妈妈戴着手表或身上有手机，容易产生干扰，最好让准爸爸帮忙拿着。

好爸爸看重点

跟孕妈妈一起去拍大肚照
准备小毯子保暖
准备所需的化妆品
和孕妈妈、胎宝宝合影

拍照注意事项
选择专门的影楼
选择简单易穿着的服装
时间不宜过长
环境不要太封闭

让孕妈妈保持心态平和
包容孕妈妈的小脾气
给孕妈妈加油打气
给孕妈妈准备小惊喜
不要和孕妈妈吵架

保持规律的作息时间
按时起床
按时吃饭
按时运动
按时休息

坚持刷牙
选择含氟牙膏
用牙线清除牙垢
使用软毛刷刷牙
选择刷头小的牙刷

孕 25 周
满分爸爸这样做

看了才知道，准爸爸容易犯的错

有些准爸爸担心拍照时使用闪光灯会对胎宝宝造成影响，所以坚持用自然光，这其实是多虑了。照相是利用自然光或灯光，无论是闪光灯还是照相机，都不会产生有害射线，所以放心好了。

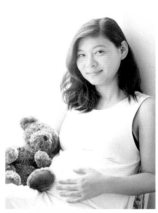

拍照时，如果化妆师要在孕妈妈肚皮上彩绘，一定要注意颜料的安全性。易过敏的孕妈妈就不要尝试了。

和孕妈妈一起拍大肚照

孕期这个人生特殊时期对孕妈妈来说是多么珍贵呀，为了留住孕妈妈这一刻充满母爱的美，更为了给孕妈妈和未来的宝宝留下一个永远的纪念，准爸爸陪孕妈妈去拍一套或温馨、或可爱、或时尚的大肚照吧！

拍照前的准备

在计划好拍大肚照之后，准爸爸要提前和摄影师或影楼工作人员预约好拍摄时间，拍摄的时间最好不要太长。拍照前关注天气变化，尽量选择风和日丽的日子，在比较温暖但又不太热的时间段进行。孕妈妈最好在拍摄前一天将头发洗净，并不要绑头发，这样可以

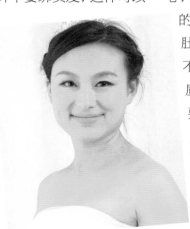

方便化妆师为孕妈妈做造型。另外准爸爸要跟化妆师沟通好化妆的相关事宜，选择方便、快捷的淡妆即可。如果孕妈妈是敏感肌肤，或者对化妆师提供的化妆品不放心，可以自备化妆品。有的化妆师会在孕妈妈肚皮上画彩绘，如果不能确定彩绘涂料的质量，孕妈妈最好不要画。

随身带些小零食

孕妈妈此时的新陈代谢速度较快，所以可能会比较容易感到饥饿，平时在家的时候可以少食多餐，如果要出门，最好准备一些方便携带、孕妈妈爱吃且能够充饥的小零食，以免孕

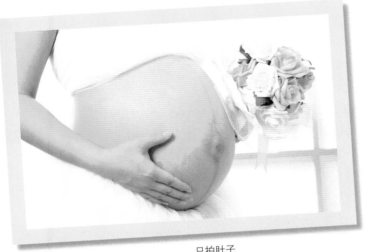

只拍肚子

给孕肚一个大特写，
孕味满满。

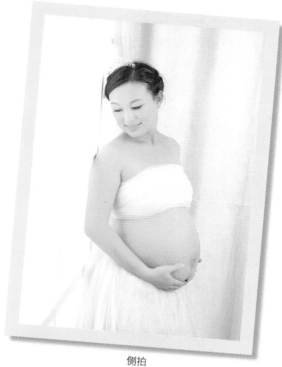

侧拍

这个姿势是最能够凸显孕
妈妈整体曲线的。

妈妈因为饥饿导致精神不振甚至低血糖。另外，准爸爸最好准备一个长吸管，防止孕妈妈在喝水的时候误食口红。

侧身照凸显腹部曲线

孕妈妈拍照时最好多拍侧身照，可以凸显孕妈妈的腹部轮廓。拍照时，孕妈妈根据摄影师的指导做一些简单的姿势即可，手可以自然叉腰或抱腹。

给孕妈妈和胎宝宝拍完之后，准爸爸也可以加入，拍几张幸福的全家福。这是你们一家三口独特而甜蜜的时光，准爸爸不要觉得害羞，勇敢一点吧。二胎妈妈也可以带着大宝一起来拍大肚照，留下几张幸福的全家福。

鼓励孕妈妈把肚子露出来

既然是拍大肚照，孕妈妈一定要拍一组露出大肚的照片。孕妈妈可以带一件准爸爸的大衬衫，只系最上面的 3 颗纽扣，剩下的部分可以自然垂下，大肚肚就会露出来；下身穿上牛仔裤就可以了。也可以穿运动上衣配上运动裤，活脱脱的运动宝贝。为了追求梦幻飘逸的感觉，孕妈妈还可以带一条长长的裙子。

"拍摄前一天晚上要注意休息，不要喝太多水，
以防面部水肿。"

暖男爸爸下厨房

本月胎宝宝身体和大脑发育速度加快，对脂质及必需脂肪酸的需要增加，孕妈妈应增加植物油的摄入，或适当多吃些肉，还要多吃些健脑的食品，如鱼、核桃、芝麻、花生等。

爸爸懂营养，妈妈更健康

鱼肉富含优质蛋白质，还含有两种不饱和脂肪酸，即二十二碳六烯酸（DHA）和二十碳五烯酸（EPA）。这两种不饱和脂肪酸在鱼油中的含量要高于鱼肉，而鱼油又相对集中在鱼头和鱼肚子上。

双鲜拌金针菇

营养功效：金针菇富含赖氨酸，与鱿鱼同食有益大脑发育。

🍚 赖氨酸　　🥄 不饱和脂肪酸

原料：金针菇 300 克，鲜鱿鱼 120 克，鸡脯肉 100 克，姜片、盐、高汤、香油各适量。

做法：1. 金针菇洗净去根，焯烫沥水，盛入碗中。2. 将鲜鱿鱼去净外膜，切细丝，与姜片一同下锅氽熟，拣去姜片，放入金针菇碗内。3. 鸡脯肉切细丝，氽烫，沥水，也放入金针菇碗内。4. 往碗中加高汤、盐、香油拌匀，装盘即成。

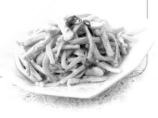

香煎带鱼

营养功效：带鱼富含不饱和脂肪酸和蛋白质，有益于胎宝宝发育。

🍃 蛋白质　　🥄 不饱和脂肪酸

原料：带鱼 1 条，五香粉、盐、姜片、料酒各适量。

做法：1. 带鱼洗净切块抹干，用料酒、盐和五香粉腌 20 分钟。2. 油锅烧热，加入姜片和鱼块，煎至两面金黄色即可。

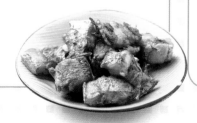

芝麻酱拌苦菊

营养功效：苦菊水分充足，并富含维生素，是孕妈妈清热降火的佳品。

🍋 维生素 C　　💧 水分

原料：苦菊 100 克，芝麻酱、盐、醋、白糖、蒜泥各适量。

做法：1. 苦菊洗净后沥干水。2. 芝麻酱用适量温开水化开，加入盐、白糖、蒜泥、醋搅拌成糊状。3. 把拌好的芝麻酱倒在苦菊上，拌匀即可。

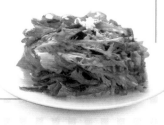

多才爸爸的 10 分钟胎教课

情绪胎教：折一只小狐狸

今天，准爸爸要和孕妈妈一起来动手折纸，看看谁折得又快又好。有准爸爸的陪伴，孕妈妈会觉得更轻松快乐。准爸爸还可以出个谜语让妻子猜一猜："尖尖嘴巴长，小小眼睛亮。宽宽长尾巴，细细小脚丫。"答案很明显哦。

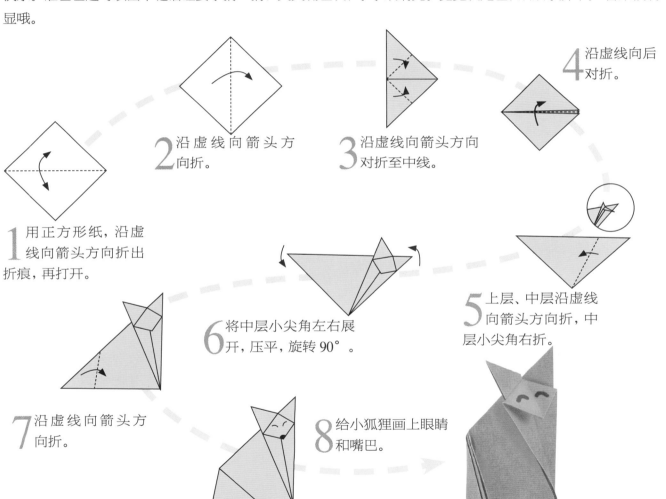

2 沿虚线向箭头方向折。

3 沿虚线向箭头方向对折至中线。

4 沿虚线向后对折。

1 用正方形纸，沿虚线向箭头方向折出折痕，再打开。

6 将中层小尖角左右展开，压平，旋转 90°。

5 上层、中层沿虚线向箭头方向折，中层小尖角右折。

7 沿虚线向箭头方向折。

8 给小狐狸画上眼睛和嘴巴。

好爸爸看重点

引起腿抽筋的原因
睡眠时间过长
蛋白质摄入过量
活动量过大
静脉曲张等疾病
缺钙

出门做好防晒
打遮阳伞
戴帽子
使用孕妈妈专用的防晒霜
补充维生素 C

高龄孕妈妈要做的检查
唐氏综合征筛查
羊膜穿刺术
B 超检查
骨盆测量

预防缺铁性贫血
多吃含铁量高的食物
多吃利于铁吸收的食物
不在补铁时吃抑制铁吸收的食物
在医生的指导下补铁

看了才知道，准爸爸容易犯的错

由于怀孕，孕妈妈对各种营养的需求量都增加了，准爸爸可能会为孕妈妈准备多种营养补充剂，为了省事，孕妈妈会同时服用，这样反而会影响营养的吸收。

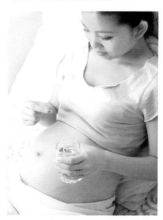

钙剂会抑制铁的吸收，所以最好空腹或睡前服用。

孕 26 周
满分爸爸这样做

准爸爸可能会发现妻子经常出现腿抽筋，尤其在晚上睡觉时，孕妈妈会突然疼醒。

孕期抽筋多是缺钙所致

孕期全程都需要补钙。尤其是在孕中期、晚期，孕妈妈的钙需求量更是明显增加，一方面母体的钙储备需求增加，另一方面胎宝宝的牙齿、骨骼钙化加速等，都需要大量的钙。当孕妈妈的钙摄入量不足时，胎宝宝就会争夺母体中的钙，致使孕妈妈发生腿抽筋、腰酸背痛等症状，甚至会导致软骨病。

泡脚和热敷有助于预防抽筋

睡前把生姜切片加水煮开，待温度降到脚可以承受时用来给孕妈妈泡脚。准爸爸用湿热的毛巾给孕妈妈热敷一下小腿，也可以使孕妈妈腿部

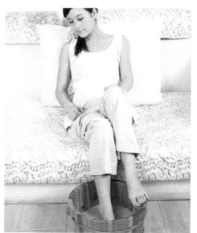

血管扩张，预防抽筋。

如果孕妈妈不是偶尔的小腿抽筋，而是经常肌肉疼痛，或者是腿部肿胀、触痛，应该去医院进行检查。这可能是出现了下肢静脉血栓的征兆，需要立即治疗。

久站或长时间行走易引起抽筋

怀孕期间，孕妈妈走得太多或站得过久，腿部肌肉负担增加，导致局部酸性代谢产物堆积，也会引起抽筋。

暖男爸爸下厨房

睡前喝 1 杯牛奶有助于缓解失眠。此外，孕妈妈可选择的助眠食物还有很多，比如苹果、香蕉、橘子等水果，吃些核桃、红枣、燕麦、百合，可以缓解失眠症状。

爸爸懂营养，妈妈更健康

大部分具有镇静、抗焦虑和催眠作用的药物会对胎宝宝产生不利影响。如果孕妈妈的失眠情况不严重，准爸爸可以在晚饭后让孕妈妈吃一根香蕉，对情绪紧张和失眠有一定的安抚效果，有助于孕妈妈稳定情绪和促进睡眠。

肉末茄子

营养功效：茄子可以控制血液中的胆固醇水平，猪肉可补肾养血。

- 维生素 E
- 蛋白质

原料：茄子 1 个，猪肉末 30 克，葱花、姜末、蒜末、酱油、盐、香油各适量。

做法：1. 茄子去皮洗净切块。2. 锅中不放油烧热，放入茄子块翻炒至软塌时盛出。3. 油锅烧热，放入葱花、姜末爆香，加猪肉末炒散，放酱油翻炒均匀。4. 放入茄子块翻炒至熟。5. 最后加入盐、香油、蒜末炒匀即可。

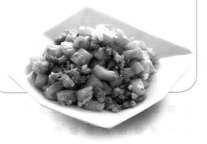

红枣枸杞饮

营养功效：红枣枸杞饮具有滋补肝肾、益气补血的功效，孕妈妈饮用可以起到补血的作用。

- 铁
- 胡萝卜素

原料：红枣 3 颗，枸杞子 10 克，冰糖适量。

做法：1. 锅中加适量清水煮开，再加入红枣和枸杞子，煮大约 5 分钟。2. 加入冰糖，略煮至融化即可。

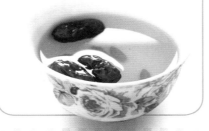

四色什锦

营养功效：这道菜色香味俱全，能增加孕妈妈的食欲。

- 胡萝卜素
- 膳食纤维

原料：胡萝卜、金针菇各 100 克，木耳、蒜薹各 30 克，葱末、姜末、白糖、醋、香油、盐各适量。

做法：1. 金针菇去老根，洗净，用开水焯烫，沥干；蒜薹洗净，切段；胡萝卜洗净、切丝；木耳洗净，撕小朵。2. 油锅烧热，放葱末、姜末炒香，放胡萝卜丝翻炒，放木耳、白糖、盐调味。3. 放金针菇、蒜薹段，翻炒几下，淋上醋、香油即可。

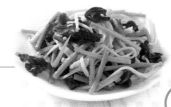

多才爸爸的 10 分钟胎教课

音乐胎教：门德尔松的《威尼斯船歌》

威尼斯位于意大利东北部，四周被海洋环抱，享有"水城""水上都市"等美称。可能有些孕妈妈曾经去过威尼斯，那么就在这首乐曲中回忆一下难忘的景色吧。如果没有去过，那就在音乐中畅想一下水城的魅力吧！

《威尼斯船歌》是德国作曲家门德尔松在意大利旅游时，将沿途所见所闻谱写而成的钢琴曲集《无言歌》中的一首，乐曲略带一丝回忆的情绪，虽然没有歌词，却具有文学性的内涵。

门德尔松是德国浪漫乐派最具代表性的人物之一，被誉为浪漫主义杰出的"抒情风景画大师"。

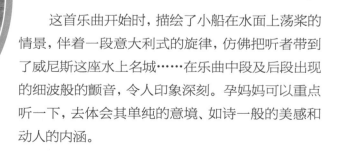

这首乐曲开始时，描绘了小船在水面上荡桨的情景，伴着一段意大利式的旋律，仿佛把听者带到了威尼斯这座水上名城……在乐曲中段及后段出现的细波般的颤音，令人印象深刻。孕妈妈可以重点听一下，去体会其单纯的意境、如诗一般的美感和动人的内涵。

十分钟
拓展胎教　　　　故事　　　　　名画　　　　　儿歌

《达·芬奇学画》　　　《富春山居图》　　　《数鸭子》

本周胎教推荐

故事胎教: 郑板桥吟诗赶小偷

　　清代书画家、文学家郑板桥, 文思敏捷, 才华横溢, 传说他曾经吟诗赶走了小偷。

　　有一天夜里, 天寒月黑, 外面下着蒙蒙细雨, 郑板桥还没有入睡。这时, 一个小偷溜进了他的院子。郑板桥假装熟睡, 任他偷, 但是他感到不甘心, 于是略加思索, 轻轻吟出两句即兴诗: "细雨蒙蒙夜沉沉, 梁上君子进我门。"

　　小偷一听, 趴在地上不敢出声。继而又听到两句: "腹内读书存千卷, 床头金银无半文。"这话确实不假, 因为当时郑板桥刚被罢官, 两袖清风, 没有什么值钱的东西可偷。

　　小偷正准备翻出院墙之际, 又听见: "越墙莫损兰花盆。"小偷一看, 墙头果然有一盆兰花, 于是小心避开, 不料脚刚落地, 又听见屋里传出: "天寒不及披衣送, 趁着夜深赶豪门。"

　　就这样, 郑板桥巧吟讽刺的诗句, 把小偷送出了院子。

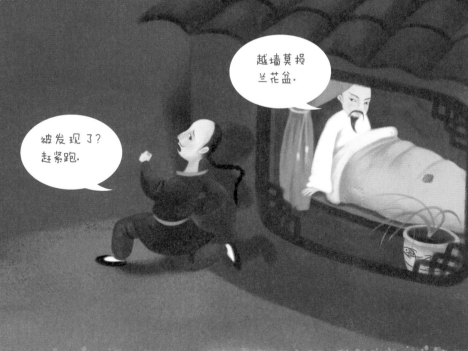

被发现了? 赶紧跑.

越墙莫损兰花盆.

好爸爸看重点

慢慢挑选待产包
不要催促孕妈妈
当好"保镖"和"搬运工"
向"前辈"请教准备待产包的经验

喝点孕妇奶粉
选择大厂家的品牌
记录开盖日期
减少牛奶的饮用量
不用开水冲调

多渠道学习分娩知识
购买相关书籍
搜索权威机构的官网、公众号
参加一些分娩指导课
请教长辈和"过来人"

选择合适的娱乐活动
可以尝试十字绣
不要长时间低头玩手机
远离棋牌室
不看悲伤、刺激的电影

看了才知道，准爸爸容易犯的错

很多准爸爸觉得什么都需要买，等到宝宝出生后才发现买了很多不实用的东西。所以，准爸爸和孕妈妈在买东西之前，最好向有经验的妈妈们取取经，问问她们在做生产准备的时候，什么东西是要多备的，什么是买了根本没用的，再根据她们的建议购置。

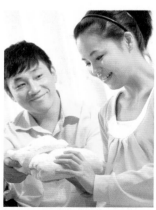

不同季节准备的东西也略有差别，准爸孕妈需要自行掌握。

孕 27 周
满分爸爸这样做

孕 7 月的时候，孕妈妈的身体还算方便，准爸爸趁着这时候可以跟孕妈妈一起准备待产包，还可以让孕妈妈亲自选择自己喜欢的母婴用品。

待产包什么时候准备

怀孕六七个月的时候准备待产包是最合适的，不仅时间充裕，而且胎宝宝情况稳定，孕妈妈有较好的体力和精力挑选母婴用品。如果是孕晚期准备待产包，孕妈妈行动不便，就需要准爸爸多辛苦了。无论如何一定要在入院前将待产包准备齐全。

待产包准备什么

很多医院会提供部分母婴用品，所以，最好事先向准备分娩的医院了解一下，以免重复；也可以向刚刚生过宝宝的新妈妈请教，她们的经验往往最实用、有效。一般用品不宜大量采购，尤其是奶粉，在不确定新妈妈是否乳汁充足的时候，最好先少买一点，以免浪费。另外，宝宝长得很快，衣服随季节的变化准备两三套就可以了。

待产包如何放置

准爸爸要将孕妈妈和小宝宝的用品按照衣服、洗漱餐具、证件等分类放置在不同的袋子里，然后再一起放入一个大包，这样使用时就不需要大范围翻找了。一旦孕妈妈有临产征兆，拎包就走，方便快捷。

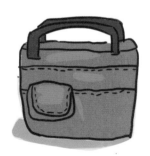

尽量装到一个包里
把待产物品分门别类整理好，尽量装到一个包里，以便使用时拿起就走。

待产包清单

　　下面提供的这份待产包清单,可以给准爸爸和孕妈妈当作参考。如果孕妈妈在住院期间发现有缺少的物品,可以随时让家人去购买,不必过分担忧。

妈妈用品	梳洗用具	牙膏、牙刷、漱口水、漱口杯、香皂、洗面奶、毛巾 3 条(擦脸、身体和下身)、擦洗乳房的方巾 2 条、小脸盆 2 个
	特殊衣物	大号棉内裤 3 条、哺乳文胸 2 件、防溢乳垫、便于哺乳的前扣式睡衣、束腹带、产妇垫巾、特殊或加长加大卫生巾、面巾纸、保暖的拖鞋 (冬天时要带有后跟的)
	个人餐具	水杯、汤匙、饭盒、吸管
	方便食品	准备一些巧克力或饼干,方便孕妈妈饿了随时吃
	医疗文件	户口本或身份证 (夫妻双方)、医疗保险卡或生育保险卡、相关病历、住院押金等
	其他用品	吸奶器、妊娠油、手机、照相机、充电器等
宝宝用品	喂养用品	奶瓶、奶瓶刷、配方奶 (小袋即可,以防母乳不足)、小勺
	婴儿护肤	婴儿爽身粉、婴儿护臀霜、婴儿湿巾、纸尿裤或棉质尿布、隔尿垫、婴儿专用棉签
	服装用品	"和尚领" 内衣、连体服、护脐带、小袜子、婴儿帽、出院穿着的衣服和抱被 (根据季节准备)

双胞胎或多胞胎家庭需要怎么准备待产包

　　双胞胎及多胞胎的孕妈妈分娩所需要的物品种类不需要增多,和怀有一个宝宝的孕妈妈一样,但数量就需要多准备了。双胞胎孕妈妈需要多准备宝宝的衣物、奶瓶、尿片等,但像婴儿床、蚊帐这些宝宝可以共用的物品,孕妈妈准备一份就可以了。

"待产包内的物品按照衣服、洗漱、餐具、证件等分别放置在不同的袋子里,然后再全部放入一个大包,以便拎包就走。"

暖男爸爸下厨房

从这周开始，胎宝宝开始迅速生长发育，现在孕妈妈应尽量满足胎宝宝及母体营养存储的需要，避免营养不良或缺乏造成的影响，也要避免过多脂肪和过分精细的饮食。

爸爸懂营养，妈妈更健康

如果孕妈妈有些挑食，或者准爸爸实在担心孕妈妈会营养摄入不足，可以准备些孕妇奶粉给孕妈妈喝，不过喝孕妇奶粉时要控制量，不能既喝孕妇奶粉，又喝其他牛奶、酸奶，或者吃大量奶酪等奶制品，以免补钙过量。

炒馒头

营养功效：这道主食富含铁，可满足胎宝宝发育的需要。

🍽 铁　　🥬 胡萝卜素

原料：馒头、番茄、鸡蛋各 1 个，木耳 2 朵，盐、葱末各适量。

做法：1. 馒头、番茄分别切块；木耳泡发，切块。2. 锅里加油，倒入鸡蛋液翻炒成块。3. 加木耳块、番茄块炒熟，最后加盐和馒头块翻炒，出锅后撒上葱末即可。

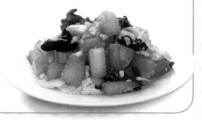

奶油葵花子粥

营养功效：葵花子中含有丰富的不饱和脂肪酸，有利于孕妈妈和胎宝宝的营养需要。

🥣 不饱和脂肪酸　　☢ 膳食纤维

原料：南瓜 50 克，熟葵花子 10 克，大米 50 克，奶油适量。

做法：1. 南瓜洗净，去皮、去瓤，切小块；大米洗净，浸泡 30 分钟。2. 锅中放大米、南瓜块和适量水，大火烧沸后，改小火熬煮。3. 待粥快煮熟时，加入葵花子、奶油，搅拌均匀即可。

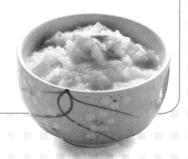

宫保素三丁

营养功效：此菜富含碳水化合物和多种维生素，有利于胎宝宝发育。

🍚 碳水化合物　　🥬 维生素

原料：土豆 200 克，甜椒、黄瓜各 100 克，花生仁 50 克，葱末、白糖、盐、香油、水淀粉各适量。

做法：1. 将甜椒、黄瓜、土豆洗净，切丁；将花生仁、土豆丁分别过油炒熟。2. 油锅烧热，煸香葱末，放入甜椒丁、黄瓜丁、土豆丁、花生仁，大火快炒，加白糖、盐调味，用水淀粉勾芡，最后淋香油即可。

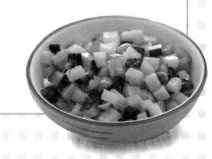

多才爸爸的 10 分钟胎教课

国学胎教：声律启蒙

　　胎宝宝的听力不断发育，准爸爸要多和他交流。胎宝宝在妈妈的肚子里就很喜欢节奏分明、充满韵律的声音。孕妈妈和准爸爸不妨现在就开始对胎宝宝进行一些声律启蒙。

　　诗词和对联是中国古代重要的文学形式。在古代，自幼童读私塾起，就会开始诗词和对联方面的训练，对声调、音律、格律等都有一定的要求。因此，一些声律方面的著作也应运而生。

　　清代康熙年间车万育所作的《声律启蒙》正是专门训练儿童应对、掌握声韵格律的启蒙读物。它读起来如唱歌般朗朗上口，非常适合准爸爸作为胎教素材读给胎宝宝听，不仅会让胎宝宝提前感受韵律，还能让胎宝宝接触到天文、地理、花木、鸟兽、人物、器物等众多知识，可谓一举多得。

（一）

云对雨，雪对风，晚照对晴空。

来鸿对去燕，宿鸟对鸣虫。

三尺剑，六钧弓，岭北对江东。

人间清暑殿，天上广寒宫。

两岸晓烟杨柳绿，一园春雨杏花红。

两鬓风霜，途次早行之客；

一蓑烟雨，溪边晚钓之翁。

（二）

春对夏，秋对冬，暮鼓对晨钟。

观山对玩水，绿竹对苍松。

冯妇虎，叶公龙，舞蝶对鸣蛩（qióng）。

衔泥双紫燕，课蜜几黄蜂。

春日园中莺恰恰，秋天塞外雁雍雍。

秦岭云横，迢递八千远路；

巫山雨洗，嵯（cuó）峨十二危峰。

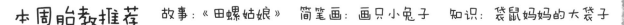

好爸爸看重点

"吃"掉孕期抑郁	注意防雾霾	应对孕妈妈流鼻血	准爸爸远离不良嗜好
香蕉	雾霾天尽可能不出门	少吃辛辣食物	戒烟戒酒
菠菜	外出佩戴防雾霾口罩	避免损伤鼻黏膜血管	勤刮胡子
牛奶	开车时关闭车窗	用蘸冷水的药棉或纸巾	保持个人卫生
鸡肉	回家就洗手洗脸	塞入鼻孔止血	
		冷敷额头	

看了才知道，准爸爸容易犯的错

准爸爸基本都知道妻子在怀孕的时候性情会发生一定的变化，所以当孕妈妈的情绪出现问题的时候，可能无法及时引起重视，结果埋下隐患。准爸爸发现孕妈妈情绪出现问题后，要及时帮助她缓解坏心情。如果你担心或害怕某种意外情况，可以及时带孕妈妈咨询医生。

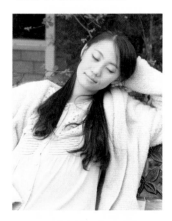

如果孕妈妈经常感到情绪低落、嗜睡，或食欲缺乏、心烦意乱，就可能是患上孕期抑郁了。

孕28周
满分爸爸这样做

很多时候，准爸爸会简单地把孕妈妈的沮丧和抑郁归结为一时的情绪失调，其实这是因为孕期激素水平迅速增加而引起的。找到孕妈妈抑郁的原因和根源，采取相应的办法，才能使孕妈妈和胎宝宝健康、快乐地度过这段美好时光。

及时发现孕妈妈的抑郁情况

如果在一段时间（至少 2 周）内有以下 4 种或以上的症状，则可能已患有孕期抑郁症。如果其中的一两种情况近期特别困扰孕妈妈，则必须引起高度重视。准爸爸要注意观察，如果孕妈妈有抑郁的症状，准爸爸要及时给予安慰。

- 1. 不能集中注意力。
- 2. 焦虑。
- 3. 极端易怒。
- 4. 睡眠不好。
- 5. 非常容易疲劳，或有持续的疲劳感。
- 6. 不停地想吃东西或者毫无食欲。
- 7. 对什么都不感兴趣，总是提不起精神。
- 8. 持续情绪低落，想哭。
- 9. 情绪起伏很大，喜怒无常。

导致孕期抑郁的原因

怀孕期间体内激素水平的明显变化会引起孕妈妈情绪波动变大。孕妈妈很可能在孕 6~10 周的时候初次经历这些变化，然后在孕中晚期再次体验到这些变化。

激素的变化将使孕妈妈比以往更容易感觉焦虑。因此，当孕妈妈开始感觉比以往更易焦虑和抑郁时，应提醒自己，

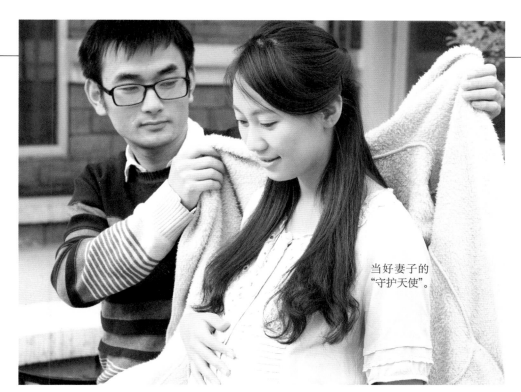

当好妻子的
"守护天使"。

陪孕妈妈做运动

　　孕妈妈的肚子越来越大，体重逐渐增加，使得身体懒懒的，不愿意运动。这时，准爸爸可要做好监督和陪练的工作。因为孕妈妈进行适当的运动既能控制体重，又能提高身体的免疫力，还能改善妊娠的各种不适。

　　早上起床后，或者晚饭后，可以陪孕妈妈做做孕妇操或孕妇瑜伽，哪怕只是简单地散散步，都能起到锻炼的作用。

陪孕妈妈一起参加孕期课堂

　　陪孕妈妈一起参加孕期课堂，可增加准爸爸对怀孕及分娩的认识，还可以指导孕妈妈做产前运动和练习拉梅兹呼吸法，这能使分娩更顺利，更可缓解孕妈妈的焦虑，知道准爸爸随时在身旁支持，会增加孕妈妈勇敢面对分娩的信心。

　　这些都是怀孕期间的正常反应，以免为此陷入痛苦和失望的情绪中不能自拔。

　　另外一些容易导致孕期抑郁症的诱因有：家族或个人的抑郁史、人际关系方面出现问题等。

准爸爸多陪伴，帮孕妈妈远离孕期抑郁

多跟孕妈妈交流

　　准爸爸尽可能保证每天有足够的时间和孕妈妈在一起，并保持亲密的交流。如果孕妈妈的身体允许，可以考虑一起外出度假，营造温馨的家庭环境。

把坏情绪表达出来

　　准爸爸要鼓励孕妈妈向亲人和朋友们说出自己对于未来的恐惧和担忧，告诉他们自己对怀孕感到恐慌和害怕。相信他们一定会给予孕妈妈想要的安慰和帮助。

转移孕妈妈的注意力

　　准爸爸可以叫上孕妈妈一起为胎宝宝准备一些出生后要用的东西，比如衣服、帽子和鞋袜等，看着这些可爱的小物品，想着宝宝出生后的幸福生活，孕妈妈会感觉心情愉快，对缓解孕期抑郁有帮助。

**"对孕妈妈来说，家人尤其是准爸爸的理解
　和安慰是缓解孕期抑郁的良药。"**

暖男爸爸下厨房

胎宝宝的肝脏需要利用母血中的 α - 亚麻酸来生成 DHA，帮助完善大脑和视网膜。

所以孕妈妈除了延续之前的营养补充方案外，应多吃些富含 α - 亚麻酸的坚果。

爸爸懂营养，妈妈更健康

此时富含蛋白质、油脂、矿物质和维生素的坚果成了大多数准爸爸为妻子准备的零食。但是大多数坚果的油性比较大，而孕期消化功能相对较弱，孕妈妈过量食用坚果很容易引起消化不良。

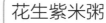

黄瓜腰果虾仁

营养功效：此菜蛋白质含量非常丰富，还可以使胎宝宝头发乌黑有光泽。

😺 蛋白质　　◇ 钙

原料：黄瓜 1 根，虾仁 80 克，胡萝卜 1/4 根，腰果 20 克，葱花、盐各适量。

做法：1. 黄瓜、胡萝卜洗净，切丁；虾仁用开水汆烫，捞出沥水。2. 油锅烧热，炸熟腰果，装盘。3. 锅内留底油，放葱花煸出香味，倒入黄瓜丁、腰果、虾仁、胡萝卜丁同炒，加入盐调味即可。

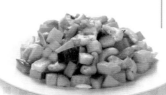

香煎三文鱼

营养功效：三文鱼中富含 α - 亚麻酸、维生素 A、维生素 E 等营养成分，有很好的护肤和护发作用。

◎ α - 亚麻酸　　🦋 维生素

原料：三文鱼 150 克，蒜末、葱末、姜末、盐各适量。

做法：1. 将三文鱼处理干净，用葱末、姜末、盐腌制。2. 平底锅烧热，放入腌制入味的鱼，两面煎熟。3. 装盘时撒上蒜末即可。

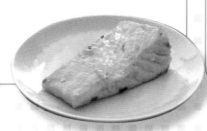

花生紫米粥

营养功效：花生紫米粥中 B 族维生素含量丰富，对孕妈妈有补益作用。

🐝 B 族维生素　　☕ 不饱和脂肪酸

原料：紫米 50 克，花生仁 50 克，枸杞、白糖适量。

做法：1. 紫米洗净，放入锅中，加适量水煮 30 分钟。2. 放入花生仁、枸杞煮至熟烂，加白糖调味即可。

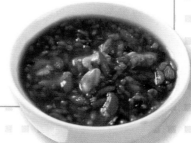

多才爸爸的 10 分钟胎教课

故事胎教：爱迪生孵小鸡

爱迪生小时候就热爱科学，凡事都爱寻根追底，都要动手试一试。

有一次，他看到母鸡在孵蛋，就好奇地问妈妈："母鸡为什么卧在蛋上不动呢？是不是生病了？"妈妈告诉他，这是在孵小鸡，过一些日子，蛋壳里就会钻出鸡宝宝来。

听了妈妈的话，爱迪生感到新奇极了，他想，母鸡卧在鸡蛋上就能孵出小鸡来，鸡蛋是怎样变成小鸡的呢？人卧在上边行不行？他决定试一试。

爱迪生从家里拿来几个鸡蛋，在邻居家找了个僻静的地方，他先搭好一个窝，在下边铺上柔软的茅草，再把鸡蛋摆好，然后就蹲坐在上边，他要亲眼看一看鸡蛋是怎样孵成小鸡的。

天快黑下来了，还不见爱迪生回家，家里人都非常着急，于是到处去找他。找来找去，才在邻居的后院找到了爱迪生。只见他坐在一个草窝上一动也不动，身上、头上沾了不少草叶。家里人见了，又生气又好笑，问他："你在这儿干什么呢？"

"我在这儿孵蛋啊！小鸡快要孵出来了。"

"孵什么蛋，快点出来！"爸爸大声喝道。

"母鸡能孵蛋，我要看看怎样孵出小鸡来。"

"不行，不行！快回家！"爸爸又呵斥道。

妈妈却没有责怪和取笑他，因为她知道这孩子的性格，微笑着说："人的体温没有鸡的体温高，你这样是孵不出小鸡来的。"

爱迪生虽然没有孵出小鸡来，但是通过这次孵蛋增长了知识。

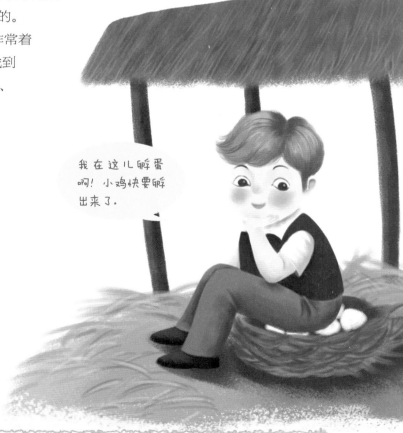

我在这儿孵蛋啊！小鸡快要孵出来了。

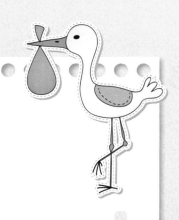

孕8月
延续幸福

你的宝贝：喜欢睁眼和闭眼

这个月胎宝宝眼睛变化非常明显，活动时睁开，休息时闭上。就像漆黑夜空中一闪一闪的小星星，不停地眨眼睛，又好像是一个调皮的小孩子在和爸爸妈妈捉迷藏。准爸爸要经常和你的宝宝互动，他感觉到你后会更开心地眨眼睛的。

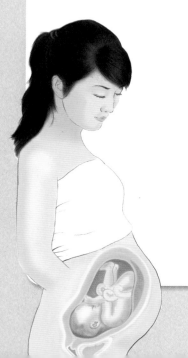

你的妻子：甜蜜的"腹"担

胎宝宝和孕妈妈的体重都在飞快地增加，孕妈妈连走路都会觉得费力，还会感到憋气，这是因为肚中的胎宝宝也需要孕妈妈吸入的氧气。孕妈妈可能有些健忘，准爸爸就做妻子的备忘录吧，随时提醒她可能忘记的事情。

❧ 乳房：乳房上一条条淡红色的花纹更多了。

❧ 子宫：子宫向前挺得更为明显，孕妈妈无论是站立还是走路，不得不挺胸昂头，呈现出一副"矜持和骄傲"的姿态。

❧ 腹部：腹部越来越大，使孕妈妈身体十分沉重，行动更加困难。

准爸爸必修课

❧ 孕晚期容易发生感染和早产，要停止性生活，准爸爸要充分体谅孕妈妈。

❧ 把所有的家务活都包揽下来，因为孕妈妈即使想做家务也是有心无力，她需要更多的精力为分娩做准备。

❧ 经常为孕妈妈做按摩，提醒她按时孕检，多花时间陪伴她，消除她对分娩的紧张感。

❧ 每天晚上入睡前，帮助孕妈妈做乳房按摩，促进乳房发育，疏通乳腺管，为胎宝宝出生后做哺乳准备。注意不要刺激乳头，以免引发宫缩导致流产。

陪老婆去产检，准爸爸这样做

　　孕 32 周开始，每次产检都要进行胎心监护，有腿脚抽筋的孕妈妈，还需要做血钙检查。产检项目依然很多，准爸爸还是要陪妻子做产检，让孕妈妈安心陪伴腹中的胎宝宝。

本月产检项目

➤B 超检查：主要目的是监测胎宝宝发育情况、羊水量、胎盘位置、胎盘成熟度及胎宝宝有无畸形，了解胎宝宝发育与孕周是否相符。

➤胎心监护：一般从孕 32 周开始，借助仪器记录下短时间内胎宝宝心率的变化，推测出宫内胎宝宝有无缺氧。

➤体重检查：通过孕妈妈的体重增长情况对孕妈妈进行合理的饮食指导。

➤血压检查：检测孕妈妈是否患有高血压或低血压。

➤尿常规：便于医生了解肾脏的情况。

➤骨盆内测量：为孕妈妈分娩做准备。

➤白带检查：判断孕妈妈是否有生殖道感染。

➤血常规：例行检查孕妈妈身体状况，是否有贫血。

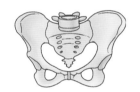

注：以上产检项目可作为孕妈妈产检参考，具体产检项目以医院及医生提供的建议为准。

产检前你需要做的准备

　　进入孕 8 月，孕妈妈这个月需要做 2 次产检。孕晚期产检是很重要的，准爸爸快来看看你能为妻子做些什么吧。

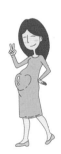

胎心监护选好姿势

　　体位不同对胎心监护的结果有明显影响，平卧时胎宝宝的缺氧情况会明显高于左侧卧位时。

及时安慰急躁的孕妈妈

　　胎心监护也许会做 1 个多小时，这很常见。孕妈妈不要焦躁不安。准爸爸应及时安慰孕妈妈，陪她多走走。

骨盆测量宜放松

　　在进行骨盆内测量时，有些孕妈妈会感到不舒服。准爸爸要提醒妻子做深呼吸运动，同时放松腹部肌肉，不要大喊大叫。

血钙检查不是每个人都要做

　　孕晚期出现腿脚抽筋的孕妈妈就需要检查血钙，以确认抽筋原因。

好爸爸看重点

给孕妈妈 DIY 保养品	孕晚期更需要补铁	这样给孕妈妈解胎梦	让孕妈妈好好吃饭	一起布置婴儿房
苹果面膜 蜂蜜牛奶面膜 啤酒洗发水 蛋清洗发水	孕妈妈血容量进一步增加 预防产后出血	不迷信胎梦 安慰妻子 憧憬未来一家人的生活 注意休息及时就医	睡前不吃胀气的食物 润肠防便秘 合理营养强体质 增加烹饪的花样	选择无害的婴儿床 双侧窗帘保证遮光 必备柔和的夜灯 可选择鲜艳的墙纸 装饰房间

看了才知道，准爸爸容易犯的错

面对异常胎位，有时候准爸爸和孕妈妈会自行制订胎位纠正的计划，这是十分危险的。无论医生采取了哪一种方法纠正胎位，准爸爸和孕妈妈都要严格遵循医嘱，不要敷衍了事，也不要画蛇添足。

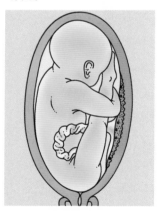

准爸爸和孕妈妈无法准确掌握胎宝宝的体位，自行操作很有可能导致纠正失败或脐带绕颈。

孕29周
满分爸爸这样做

通常，医学上称枕前位为正常胎位，这种胎位分娩一般比较顺利。准爸爸应督促孕妈妈做好产前检查，如预先诊断出了胎位不正，则应及时到医院治疗。切不可擅自采取措施纠正胎位。

胎位的触摸方法

正常胎位

正常胎位时，胎宝宝的头可以在下腹的中央，即耻骨联合上方摸到，如果在这个部位摸到圆圆、较硬、有浮球感的东西，那么就是胎头。孕妈妈可以在产前检查的时候向医生学习这种检查方法。

不正常胎位

在上腹部摸到胎头，下腹部摸到宽软的部位，表明胎宝宝是臀位，属于不正常胎位。在侧腹部摸到呈横宽走向的部位为横位，也属于不正常的胎位。即使胎位纠正过来，

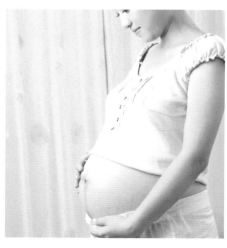

以后也要持续监测，以防再发生胎位不正。

胎位纠正方法

侧睡法

对于横位或枕后位可采取此方法。侧卧时还可同时向侧卧方向轻轻抚摸腹壁，每天2次，每次15~20分钟，也可在睡眠中注意侧卧姿势。一般在怀孕26~30周时都建议侧睡。

胸膝卧位法

适用于怀孕 30 周后，胎位仍为臀位或横位者。于饭前或饭后 2 小时，或于早晨起床及晚上睡前做，应先排空膀胱，松开裤带。

方法如左，但要注意在形成臀部高头部低的姿势后，尽力向上抬高臀部，使两者高低差别越大越好，让胎宝宝的头顶到母体横膈处，借重心的改变来纠正胎儿方位。每天做 2 次，每次 10~15 分钟，1 周后复查。

外倒转术

如果以上方法均不见效，医生还会考虑从外部让胎宝宝来个 180° 的翻转，然后用腹带把腹部包裹起来，维持头位。此法必须由医生进行操作。适用于腹壁松弛的孕妈妈，一般在怀孕 32~34 周进行。

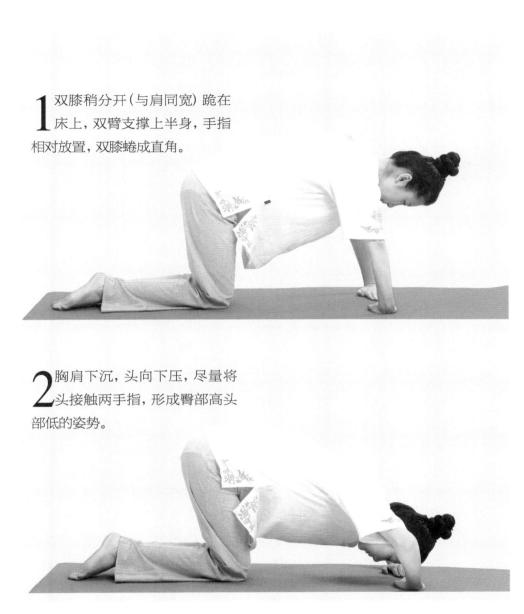

1 双膝稍分开（与肩同宽）跪在床上，双臂支撑上半身，手指相对放置，双膝蜷成直角。

2 胸肩下沉，头向下压，尽量将头接触两手指，形成臀部高头部低的姿势。

"到孕 32 周以后，胎宝宝长大，与子宫壁贴近，胎位相对比较固定，如果直到这时才进行产前检查，万一胎位不正，就很难纠正了。"

暖男爸爸下厨房

在孕期的最后 3 个月，胎宝宝除了造血之外，其脾脏也需要贮存一部分铁。如果此时储铁不足，宝宝在婴儿期很容易发生贫血，孕妈妈也会因缺铁而贫血。

爸爸懂营养，妈妈更健康

为预防贫血，准爸爸要在孕妈妈的食谱中增加含铁量大的食物，动物肝脏就是补铁的首选。但是动物肝脏内会含有较多的胆固醇和少量未完全代谢掉的有害物质，长期大量食用的话，反而会影响孕妈妈和胎宝宝的健康。

红豆西米露

营养功效：红豆因其铁含量相当丰富，所以具有很好的补血功能。

🌾 铁　　🍳 蛋白质

原料：红豆 50 克，牛奶 250 毫升，西米、白糖各适量。

做法：1. 红豆提前泡一晚上。2. 西米入沸水锅，煮到西米中间剩下个小白点，关火闷 10 分钟。3. 过滤出西米，加牛奶冷藏半小时；红豆加水煮开，直到红豆变软，煮好的红豆沥干水分，碾碎，加入白糖拌匀。4. 把做好的红豆和牛奶西米拌匀，香滑的红豆西米露就做好了。

蜜汁南瓜

营养功效：南瓜含有丰富的膳食纤维、维生素及碳水化合物，是适合孕妈妈的食材。

☣ 膳食纤维　　☢ 维生素 C

原料：南瓜 300 克，红枣、白果、枸杞、蜂蜜、白糖各适量。

做法：1. 南瓜去皮、切丁；红枣、枸杞用温水泡发。2. 切好的南瓜丁放入盘中，加入红枣、枸杞、白果，入蒸笼蒸 15 分钟。3. 锅内放少许油，加水、白糖和蜂蜜，小火熬制成汁，倒在南瓜上即成。

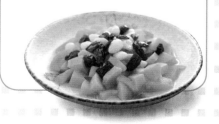

槐花猪肚汤

营养功效：猪肚能补脑益智，孕妈妈在胎宝宝大脑发育的第 2 个高峰期食用再合适不过。

🍳 蛋白质　　☢ 膳食纤维

原料：猪肚 200 克，木耳 2 朵，槐花 6 朵，盐、香油各适量。

做法：1. 猪肚用盐擦洗，除去黏液，冲洗干净，切块；木耳泡发，去蒂；槐花洗净后煮水，去渣留汁。2. 将猪肚与 5 杯清水一起放入锅内，煮开后加木耳、槐花汁，煮至猪肚熟软，加盐调味，淋上香油即可。

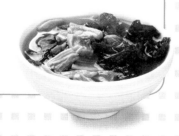

多才爸爸的 10 分钟胎教课

音乐胎教：德彪西的《大海》

　　这首曲子是德彪西最大的一部交响音乐作品，由三个不同内容的乐章组成，但每个乐章之间又有内在的联系。它通过整个乐队的不同音区，极为强烈地表现出大海的各种画面的色彩。乐曲在时间和空间上给人以完整的海的印象和对海的幻想。德彪西形成的这种被称为"印象主义"的音乐风格，对欧美各国的音乐产生了很深远的影响。

　　新颖的和声、短小的旋律、丰富的音色、自由的发展，这些印象派的手法，都生动地刻画出了一幅幅大海的生动画面。夜幕缓慢地揭开，一丝光亮映照在海面上。一轮红日渐渐升起，天空由紫色变为了青色，逐渐地增加了光辉，白色的浪花拍击海岸。

　　关于本曲，曾有这样一段逸闻：

　　20 世纪初，在巴黎的一家旅馆里住着一位生病的绅士，他准备到海滨去疗养。旅馆旁边有一个管弦乐队练习厅，乐队队员每天按时来练习演奏同一首乐曲。那位绅士听惯了，到时候他就躺在床上，静听乐曲的演奏。听着，听着，他仿佛自己来到了海边，看到了波光闪烁的海面，看到了海涛击岸、浪花飞溅的海景。

　　过了几天，他动身到海滨去了。到了那里，面对着广阔的大海，他反而觉得不够味了。他住在海边的别墅里，却想念着在巴黎旅馆中所听到的用音乐表现出的海的画面。于是，他在海滨住了几天便急匆匆赶回巴黎，打听了一番，才知道乐队队员每天演奏的是德彪西交响组曲《大海》。而当这首交响组曲公演时，这位绅士带着病去欣赏了。演奏结束，他赞叹道："哦！这才是大海！"

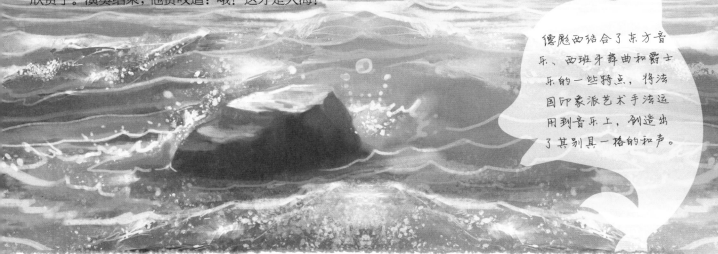

德彪西结合了东方音乐、西班牙舞曲和爵士乐的一些特点，将法国印象派艺术手法运用到音乐上，创造出了其别具一格的和声。

本周胎教推荐　　故事：《草船借箭》　　散文：《春》　　益智游戏：五子棋

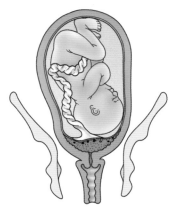

前置胎盘意味着胎盘在子宫内的位置过低，可能接近或者覆盖了宫颈口。

多跟胎宝宝互动	适量吃坚果	警惕胎动异常情况	生姜水泡脚	打消近视妈妈顾虑
唱儿歌	补充营养	胎动减少	可以缓解疲劳	遗传影响微乎其微
念古诗	当成小零食	胎动加快	促进血液循环	慎用眼药水
读故事	油脂不利于消化	突然加剧又很快	帮助睡眠	高度近视检查眼底
制造情景对话	每天食用不超过	停止	缓解腿抽筋	分娩时不要太用力
	50 克			

孕 30 周
满分爸爸这样做

"前置胎盘"难免会让准爸爸和孕妈妈忧心忡忡。其实了解前置胎盘后，就会发现前置胎盘不像你想象的那么可怕。

前置胎盘是什么

前置胎盘是孕中晚期严重的并发症，也是妊娠期出血的主要原因。正常妊娠时的胎盘一般附着在子宫的前壁、后壁或侧壁。而前置胎盘指胎盘在子宫内的位置过低，附着在子宫内口，而将子宫颈口遮住。

孕妈妈有这些症状，很可能是前置胎盘

部分前置胎盘的孕妈妈是怀孕后期在例行产检时才发现，更多的是在孕 32 周后出现无痛性的阴道出血。

前置胎盘不必慌

如果前置胎盘已成事实，就是不能改变的，所以所谓的治疗就是尽量预防症状的发生，并等待胎宝宝发育至最成熟的阶段时，采取必要的辅助手段帮助胎宝宝娩出。

这样呵护前置胎盘的孕妈妈

避免搬重物	怀孕中后期，生活细节要多小心，不宜搬重物或腹部用力
暂停性行为	如有出血症状或进入怀孕后期，就不宜有性行为。较轻微前置胎盘的患者，也要避免太激烈的性行为或压迫腹部的动作
有出血立即就诊	有出血症状时，不管血量多少都要立即就诊，如果遇上新的产检医生，也应主动告知有前置胎盘的问题
注意胎动	每日留意胎动是否正常，如果觉得胎动明显减少，需尽快就医检查
挑选合适的产检医院	最好选择大医院或医学中心产检，一旦发生早产、大出血等问题可以立即处理
不可过度活动	过度运动也可能引发前置胎盘出血或其他症状，因此不宜进行太激烈的运动

暖男爸爸下厨房

本周孕妈妈每天最好喝两杯（约 500 毫升）牛奶补钙，不爱喝牛奶的孕妈妈也要多喝一些豆浆、酸奶或者多吃豆制品，以预防腿脚抽筋。日常饮食中注意吃些海带、紫菜等。

爸爸懂营养，妈妈更健康

没有完全煮沸的豆浆里含有一些有毒成分，让孕妈妈产生消化道不适，所以准爸爸在为妻子准备豆浆的时候，一定要煮开，煮的时候还要敞开锅盖，煮沸后继续加热 3~5 分钟，使泡沫完全消失。

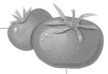

海米海带丝

营养功效：本菜含有丰富的矿物质，对胎宝宝大脑发育有一定的辅助作用。

⟨⟩ 钙　　◎ 碘

原料：海带丝 200 克，虾皮 10 克，红椒、土豆、姜片、盐、香油各适量。

做法：1. 红椒、土豆洗净，切丝；姜片洗净，切细丝。2. 油锅烧热，将红椒丝、土豆丝以微火略煎一下，盛起。3. 锅中加清水烧沸，将海带丝煮熟软，捞出装盘，待凉后将姜丝、虾皮、红椒丝及土豆丝撒入，加盐、香油拌匀。

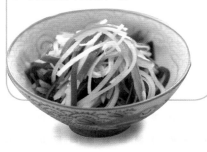

牛奶香蕉木瓜汁

营养功效：香蕉是通便润肠的佳品，木瓜中特有的木瓜酵素也可帮助消化，防治便秘。孕妈妈可每天睡觉前喝一杯。

★ 木瓜酵素　　⟨⟩ 钙

原料：木瓜 100 克，香蕉 120 克，牛奶 200 毫升。

做法：1. 将木瓜洗净去籽，去皮，切块；香蕉去皮，切块。2. 把切好的木瓜块和香蕉块放入榨汁机中搅打成汁，加入牛奶即可。

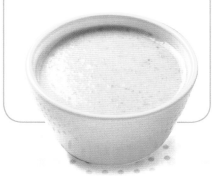

番茄炖牛腩

营养功效：番茄促进眼睛的发育，牛腩肉满足造血的需要。

⊛ 维生素 C　　🐾 铁

原料：牛腩 200 克，番茄 1 个，葱段、姜片、蒜瓣、料酒、盐、白糖各适量。

做法：1. 牛腩、番茄洗净切块。2. 牛腩凉水下锅焯水，捞出、洗净备用。3. 油锅烧热，煸香葱段、姜片、蒜瓣，入牛腩块煸炒，烹入料酒。4. 锅内加足量开水，大火烧开，转小火炖 1 小时。5. 放入切好的番茄块，加盐和白糖调味。

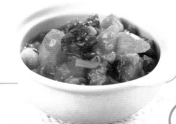

多才爸爸的 10 分钟胎教课

名画胎教：《挎一篮李子的小女孩》

怀孕后，孕妈妈会很期待宝宝的到来，所以看到可爱的小女孩、小男孩都会很开心。今天，准爸爸和孕妈妈来一起欣赏这幅《挎一篮李子的小女孩》。画的作者是埃米尔·穆尼尔，他是法国学院派古典主义画家，主要从事人物画创作。

画面描绘了一个可爱的小女孩：她头上扎着精致的蓝色天鹅绒发带，白白胖胖的手臂上挎着一只装满李子的小篮子。她圆嘟嘟的小脸蛋上，一双灵动的大眼睛正闪烁着看向某处，紧闭的双唇似乎想说些什么。她想说些什么呢？准爸爸和孕妈妈把看到的、想到的，说出来告诉胎宝宝吧！

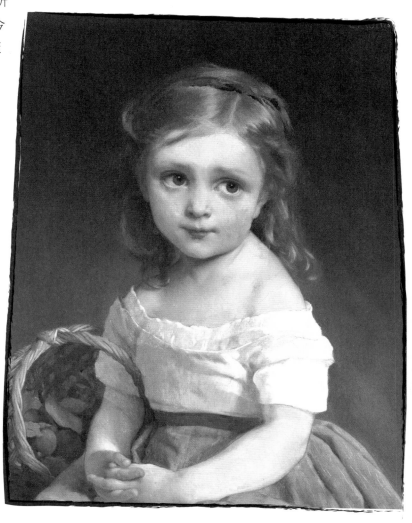

埃米尔·穆尼尔是法国学院派古典主义画家。他用色明亮光鲜，人物造型俊美动人，笔下儿童、母亲形象个个温馨可爱，表现了崇高的人性与母爱。

十分钟
拓展胎教   音乐   百科   故事

试着用口哨吹《康定情歌》   动物冬眠是怎么回事   《小猴子掰玉米》

 本周胎教推荐

故事胎教：花仙子

　　很久以前，一片大草原上开满了郁金香，这些郁金香里住着许多漂亮的花仙子。花仙子们穿着美丽的裙子，头上戴着花环，背上还背了一双五彩翅膀。她们在花丛中飞来飞去，过着快乐的生活。

　　可是草原上的一个山洞里，住着一只大脚龙，他一直想统治草原，把花仙子们赶走。

　　一天，他走出山洞，向花仙子们挑战说："你们快离开我的草原，不然我就把你们的家毁掉。"

　　花仙子们说："这是我们的家，你为什么要把我们赶走呢？"

　　大脚龙见花仙子们不肯退让，于是"啪嗒、啪嗒"迈着大脚，踩倒了身旁的郁金香。为了保护自己的家园，花仙子们带上她们的魔法剑去迎战，可是整群花仙子还是斗不过大脚龙。

　　"这该怎么办呢？"花仙子们着急地说。"快去请女王来吧。"一位小花仙子说道。

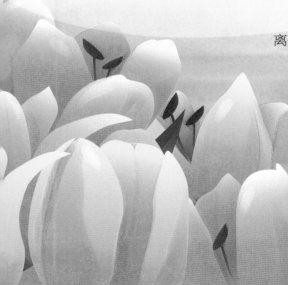

　　女王得知这个消息，很快就飞来了。花仙子女王的法力很高，再加上很多花仙子助阵，大脚龙很快就被打败了。

　　大脚龙说："好吧，你们赢了，草原是你们的了，我只能离开这里。"

　　花仙子女王说："这样吧，大脚龙，你还可以住在草原上，但你要爱护我们的家园，大家和平相处。"

　　大脚龙见花仙子们宽容大度，也愿意留下。草原上又恢复了以往的快乐生活，大脚龙和花仙子们还成了最好的朋友。

手工：做个漂亮的小橘灯　　营养：软熘虾仁猪腰　　电影：《头脑特工队》

好爸爸看重点

脐带绕颈这样做	慎吃中成药	应对尿频	注意面部清洁	补充营养防焦虑
经常数胎动	牛黄解毒丸	睡前少喝水	早晚各洗一次脸	B 族维生素
做好产前检查	败毒膏	不要憋尿	选择适合自己的	维生素 C
减少震动	消炎解毒丸	重要活动前及时排	洗面奶	镁
不要过度担心		净小便	选择孕妇专用的	锌
		必要时使用护垫	护肤品	

看了才知道，准爸爸容易犯的错

听说胎宝宝脐带绕颈可能会通过自己的活动解开后，准爸爸和孕妈妈也想"帮"胎宝宝一下。但是孕妈妈不能想当然地通过锻炼来纠正脐带绕颈，这样会带来更大的风险。

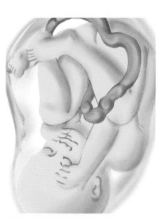

减少生活中的震动，及时求助于医生才是正确的做法。

孕 31 周
满分爸爸这样做

一听说脐带绕颈，很多准爸爸和孕妈妈都会非常担心。有的孕妈妈甚至会担心自己肚子里的胎宝宝因这个情况而发生危险。事实上，"脐带绕颈"并没有那么可怕。

为什么会脐带绕颈

脐带绕颈与脐带长度及胎动有关，如胎宝宝较多地自动回转或向外倒转，都可能导致脐带绕颈。脐带绕颈一周一般没什么危险，不必过于担心。

脐带绕颈会不会勒坏胎宝宝

脐带绕颈一周的情况很常见。如果脐带绕颈松弛，不影响脐带血循环，是不会危及胎宝宝的生命安全。脐带绕颈的发生率为 20%~25%，也就是说，每四五个胎宝宝中就有一个是脐带绕颈的。

当然，也不排除意外。如果脐带绕颈过紧可使脐血管受压，导致血循环受阻或胎宝宝颈静脉受压，使胎宝宝脑组织缺血、缺氧，造成宫内窘迫甚至死胎、死产或新生儿窒息。这种现象多发生于分娩期，如同时

伴有脐带过短或相对过短，往往在产程中影响胎先露（最先进入骨盆入口的胎儿部分）下降，导致产程延长，加重胎宝宝缺氧。

如何判断脐带绕颈
B 超检查

B 超检查能直观显示出血液的流向和缠绕的周数，能够迅速准确地检查出胎宝宝是否发生了脐带绕颈。但做 B 超检查时要防止假性脐带绕颈。所谓假性脐带绕颈就是脐带并没有缠绕住胎宝宝的颈部，只是挡

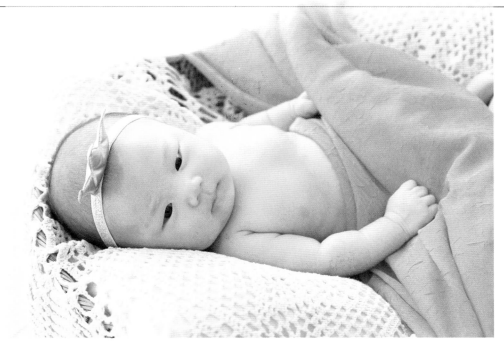

脐带绕颈很常见

脐带绕颈比较常见，但是大部分宝宝都可以平安降生。

在了胎宝宝的颈部，通过B超影像，会错误地认为脐带绕颈了。一般通过B超观察胎宝宝是否发生脐带绕颈时，可以这样判断：胎宝宝颈部有"V"形压迹，表示脐带绕颈1周；"W"形，表示脐带绕颈2周；"波浪"形表示脐带绕颈2周以上。

胎心监护

胎心监护也是判断胎宝宝是否脐带绕颈的方法之一。在听胎宝宝胎动的过程中能够判断胎宝宝心跳、呼吸是否正常。

如果胎宝宝胎动异常的话，很有可能是颈部被脐带缠绕住了，使他出现了不适感。

数胎动

许多孕妈妈并不会刻意去数胎动。但其实数胎动是判断胎宝宝身体是否异常的较好办法。孕妈妈在数胎动的过程中能够感知胎宝宝的活动规律，从而了解胎宝宝的健康状况。不管是胎动频繁还是胎动微弱，对胎宝宝来说，都是不好的信号，尤其是胎动变弱，很可能是缺氧造成的，应及时就医。

脐带绕颈的治疗

能确诊脐带绕颈周数多、缠绕紧或产程中出现胎心异常者，应尽早进行剖宫产手术；若胎心异常出现于第二产程，应尽快手术娩出胎宝宝。对在胎头附近听到脐带杂音者，应密切观察产程及胎心率，以便及时发现并积极处理胎儿窘迫。娩出时若绕颈脐带牵拉过紧，应先钳夹、剪断脐带后再娩出胎宝宝。

"脐带有弹性，又比较滑，漂浮在羊水中，一般不会缠绕太紧，没有很大的危害。随着胎宝宝的动作，脐带绕颈也有可能自己解开，孕妈准爸不用担心。"

暖男爸爸下厨房

本周孕妈妈的基础代谢率增至最高，胎宝宝的生长速度达到了最高峰，孕妈妈应尽量补充由于胃容量减小而减少的营养摄入量。其中，要注意优质蛋白质的摄入。

爸爸懂营养，妈妈更健康

准爸爸要有意识地增加孕妈妈的蛋白质摄入量，多吃牛奶、鸡蛋、鸡肉、牛肉、猪肉、羊肉、鸭肉、虾、鱼等蛋白质较多的食物，以及黄豆、大麦、大米等植物蛋白含量多的食物，以满足胎宝宝对蛋白质的需要。

红烧牛肉面

营养功效：此面易于消化吸收，味道鲜美，有助于增强免疫力。

〇〇 蛋白质　　〇 碳水化合物

原料：牛肉 50 克，面条 100 克，香菜末、葱段、酱油、盐各适量。

做法：1. 葱段、酱油、盐放入沸水中，用大火煮 4 分钟，制成汤汁。2. 将牛肉放入汤汁中，煮熟，取出凉凉切块。3. 面条放入汤汁中，大火煮熟后，盛入碗中，放入牛肉块，撒上香菜末即可。

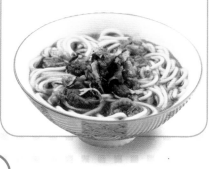

老鸭汤

营养功效：鸭肉有温胃养颜、增强人体免疫力的作用，其中的蛋白质还具有强壮孕妈妈身体的作用。

〇〇 蛋白质　　〇 钙

原料：鸭肉 300 克，酸萝卜 200 克，豆腐 100 克，葱花、盐各适量。

做法：1. 鸭肉洗净，切块；酸萝卜洗净，切片；豆腐切块。2. 把鸭块倒入锅中翻炒至呈金黄色，捞出。3. 锅内加水烧开，倒入炒好的鸭块、酸萝卜片，加入豆腐块、盐，用慢火煨至肉烂，撒入葱花即可。

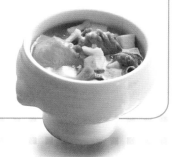

小米鳝鱼粥

营养功效：此粥含有丰富的蛋白质、维生素和矿物质，有助于满足孕妈妈的营养需求。

〇〇 蛋白质　　〇 B 族维生素

原料：小米 50 克，鳝鱼肉 50 克，胡萝卜、姜末、盐各适量。

做法：1. 小米洗净；鳝鱼肉洗净，切成段，胡萝卜洗净，切丁。2. 锅中加适量水，放入小米，大火烧开，再转小火煲 20 分钟。3. 放入姜末、鳝鱼段、胡萝卜丁煮透后，再放入盐调味即可。

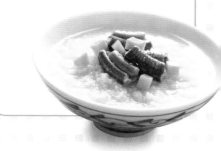

多才爸爸的 10 分钟胎教课

语言胎教：散文诗《孩子的世界》

我愿我能在我孩子自己的世界的中心，占一角清净地。

我知道有星星同他说话，天空也在他面前垂下，用它那傻傻的云朵和彩虹来愉悦他。

那些大家以为他是哑了的人，那些看去像是永不会走动的人，都带了他们的故事，捧了满装着五颜六色的玩具盒子，匍匐地来到他窗前。

我愿我能在横过孩子心中的道路上游行，解脱了一切的束缚。

在那儿，使者奉了无所谓的使命，奔走于无史的诸王的王国间；在那儿，理智以她的法律造为纸鸢而放飞，真理也使事实从桎梏中自由了。

泰戈尔是印度诗人、文学家、哲学家和社会活动家。他的诗风对中国现代文学产生过重大影响，许多作品被译成中文。

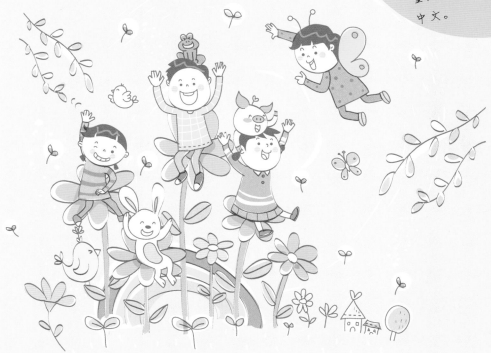

好爸爸看重点

重点保护这些孕妈妈
年龄小于 18 岁或大于
40 岁的
产后半年内再次怀孕的
有早产史或流产史的

学会辨识早产征兆
异常宫缩
下腹部痉挛性疼痛
背下方隐痛
阴道出血
破水

与孕妈妈一起上产前培训班
了解生产时的状况
适当的运动
一起进行分娩预演
学习产妇和新生儿护理

让腹胀的孕妈妈多休息
晚上腹胀可能是疲劳
早上腹胀可能是较敏感
条件允许最好躺下
条件不允许就坐下休息

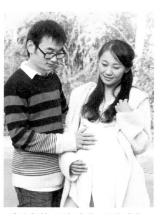

路途颠簸、天气变化、环境嘈杂、乘车疲劳等不良条件是旅途中不可避免的因素。

孕 32 周
满分爸爸这样做

虽然孕妈妈和准爸爸都想早点见到宝宝，可是宝宝太早出来可真不太好。因为早产宝宝身体未完全发育好，有可能引起一系列病症和生命危险，所以要积极预防早产。

保护腹部，预防早产

不要跌倒：不要到人多的地方或上下班高峰时外出。孕妈妈被人碰一下，就有跌倒的危险，特别是上下台阶时，一定要注意一步一步地走稳。

避免严重的腹泻：严重的腹泻因排便时刺激子宫使其收缩加快，可引起早产。

暂停性生活：正常意义上的性生活与早产没有关系，但只要有一点点早产征兆，就应禁止性生活。

留心孕妈妈的健康状况

到了孕晚期，准爸爸和家人要时刻留心孕妈妈身体状况，细心呵护孕妈妈安全，同时要尽可能地避免以下情况发生。

疾病复发	心脏病、肾病、糖尿病、高血压等，宫颈机能不全、子宫畸形等
传染病	流感、没有治愈的梅毒等
营养不良	维生素 K、维生素 E 摄入不足等

放缓生活节奏

孕晚期，孕妈妈身体负担增加，生活节奏宜放缓，工作量、活动量都应适当减少。如果身体情况不乐观，大龄孕妈妈在孕 32 周后还可以申请休假。不过，在孕妈妈暂时离开工作岗位前，应为工作交接做好准备。找一个适当的时间，与上司、接任者和同事对细节问题进行沟通，并商量好保持联系的方式、时间，以保证

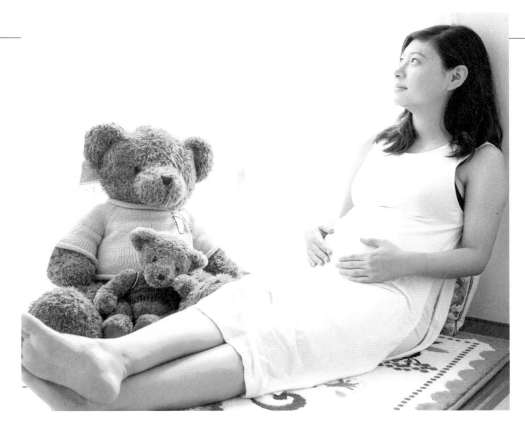

放松时间也可以胎教

孕晚期要注意适度的放松，此时可以憧憬一下宝宝到来后的生活，跟胎宝宝聊聊天。

在孕妈妈休假期间工作照常进行，同时也能让孕妈妈获得一个相对清静的假期。

孕晚期起床动作要缓慢

到了孕晚期，为了避免发生意外早产，任何过猛的动作都是不允许的。孕妈妈起床时，如果睡姿是仰卧的，应当先将身体转向一侧，弯曲双腿的同时，转动肩部和臀部，再慢慢移向床边，用双手撑在床上，双腿滑到床下，坐在床沿上，稍坐片刻后再慢慢起身站立。

上下楼梯要稳当

到现在孕妈妈走路已经有些困难了，很容易就气喘吁吁的，而且肚子已经大得看不见脚尖，上下楼梯不再像过去那样方便。孕妈妈上下楼梯的时候宜稳妥，扶住楼梯扶手，脚下踏稳了再开始迈下一步，千万不要着急。

运动强度适当降低

由于腹部变得沉重，呼吸变得困难，孕妈妈身体如果吃不消可以降低些运动强度，不要勉强。但是在身体允许的范围内还是要每天做一些锻炼的，一味静养对分娩不利。

"如果孕妈妈的体重过轻或者体重超过 80 千克，将容易出现早产，准爸爸要格外注意保护她。"

暖男爸爸下厨房

孕晚期是妊娠高血压疾病的高发期，孕妈妈除了每天监测血压以外，还要多吃点可以降血压的食物，如芹菜、洋葱、海带、木耳、绿豆、猕猴桃、荸荠、胡萝卜、苹果等。

爸爸懂营养，妈妈更健康

芹菜的降压效果比较明显，同时还富含膳食纤维，可以促进孕妈妈的肠蠕动。不过准爸爸在烹饪芹菜的时候要注意，不要扔掉芹菜叶子，如果觉得炒芹菜叶不好吃，可以焯水后根据妻子的口味加适当调味品凉拌食用。

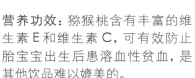

芹菜牛肉丝

营养功效：芹菜有降压作用，富含膳食纤维，可预防妊娠期便秘。

膳食纤维　　蛋白质

原料：牛肉 150 克，芹菜 50 克，料酒、酱油、水淀粉、白糖、盐、葱丝、姜片各适量。

做法：1. 牛肉洗净，切丝，加料酒、酱油、水淀粉腌 1 小时；芹菜择叶去根，洗净切段。2. 油锅烧热，下姜片和葱丝煸香，加入腌制好的牛肉丝和芹菜段翻炒至熟。3. 放入适量盐和白糖调味即可。

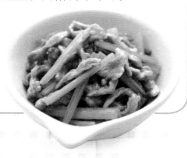

木耳粥

营养功效：木耳粥中富含碳水化合物、铁等营养成分，可为孕妈妈补充能量。

碳水化合物　　铁

原料：干木耳 15 克，大米 50 克。

做法：1. 将干木耳用温水泡发，撕成瓣状；大米洗净。2. 将大米、木耳放入锅内，加水，用大火烧沸，再用小火煮至米烂即可。

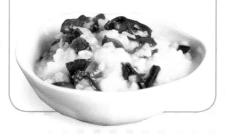

猕猴桃酸奶

营养功效：猕猴桃含有丰富的维生素 E 和维生素 C，可有效防止胎宝宝出生后患溶血性贫血，是其他饮品难以媲美的。

维生素 E　　维生素 C

原料：猕猴桃 2 个，酸奶 250 毫升。

做法：1. 猕猴桃削皮、切块。2. 将猕猴桃块、酸奶放入榨汁机中，搅拌均匀即可。

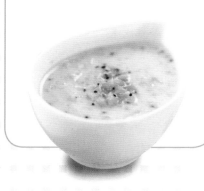

多才爸爸的 10 分钟胎教课

故事胎教：韦编三绝

孔子是我国著名的大思想家，他少年时非常勤奋好学，十七岁时就因为知识渊博而闻名鲁国。

据说孔子到了晚年，喜欢阅读《易经》。《易经》是一本很难懂的书，孔子一遍看不懂，就看两遍，反复学习，一直到学懂弄通为止。春秋时期的书，是把竹子劈成一根根竹简，用火烘干后在上面写字，一根竹简只能写一行字，多则几十个，少则八九个。一部书要用许多竹简，这些竹简必须用牢固的绳子之类的东西编连起来才能阅读。像《易经》这样的书，当然是由许许多多竹简编连起来的，因此相当的重。

由于每天翻阅，穿竹简的牛皮绳磨断多次，每磨断一次，孔子就再整理一次，一直保存完好。这件事情一方面反映孔子很刻苦；另一方面可看到孔子在读书的过程中是十分爱护图书的。就这样，孔子熟读《易经》，写出了十篇体会文章，即《十翼》。即使读到了这样的境界，孔子还谦虚地说："假如让我多活几年，我才可以完全掌握《易经》的文与质。"

后来，人们把孔子写的《十翼》附在《易经》的后面，作为《易经》的补充。

我还不能算完全掌握《易经》。

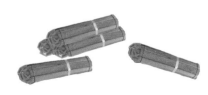

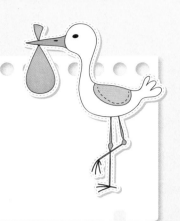

孕9月
万分期待

你的宝贝：已经头朝下了

这时胎宝宝基本都是头朝下的姿势，运动起来更加困难，甚至已经不能漂浮在羊水中了。因为活动范围的限制，胎宝宝的运动明显减少，但运动的力度可是大为增强。胎宝宝已经随时待命准备出生了。

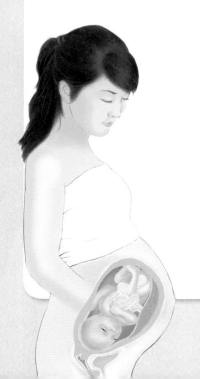

你的妻子：肚子坠坠的

体重增加得让孕妈妈害怕。这时要适当减少脂肪的摄入量，以防胎宝宝太胖增加顺产困难。胎宝宝逐渐下降入盆，孕妈妈会感觉肚子坠坠的，行动变得很艰难。

❧ 乳房：孕妈妈乳房继续变大，乳晕更深。孕妈妈要每天按摩乳房，使乳腺管通畅。

❧ 子宫：子宫继续往上、往大长，子宫底高达 28~30 厘米，已经升到心口处。因此，孕妈妈的呼吸更加急促。

❧ 腹部：腹部变得更大了，压迫心脏、肺等器官，容易导致食欲不佳、呼吸困难。

准爸爸必修课

❧ 分娩日期的逐渐临近，让没有经验的准爸爸也产生了紧张焦虑、心烦意乱的感觉，这是因为没有相关经验而造成的。准爸爸要学习分娩知识，熟悉妻子的身体变化，消除内心的顾虑，把信心和平静的心态传递给妻子，让妻子愉快自信地面对分娩。

❧ 和妻子一起为迎接生产做好准备：确定分娩的医院，准备住院时的所需，整理家居，布置婴儿房，确定月子里的照顾人选、紧急联系人等。

❧ 为妻子选择一个高度适宜的枕头，以免过高的枕头使妻子在睡眠时颈胸处弯曲过大，呼吸受到影响，并注意提醒她睡眠时采取左侧卧位。

陪老婆去产检，准爸爸这样做

进入孕9月，孕妈妈的身体负担更重了，随之而来的一些不适症状也让孕妈妈意想不到，一些孕妈妈会发生孕期水肿。因此，孕妈妈做产检准爸爸一定要陪同，若有不适，准爸爸要立刻告知医生。

本月产检项目

➤体重检查：通过孕妈妈的体重增长情况对孕妈妈进行合理的饮食指导。

➤血压检查：检测孕妈妈是否患有高血压或低血压。

➤尿常规：方便医生了解肾脏的情况。

➤心电图：判断孕妈妈心脏能否承受分娩压力。

➤胎心监护：推测出宫内胎宝宝有无缺氧。

➤听胎心音：随时监测胎宝宝是否有异常。

➤测量宫高、腹围：估计胎宝宝宫内发育情况。

➤骨盆测量：判断孕妈妈适合哪种方式分娩。

➤血常规：检查孕妈妈是否有贫血，避免分娩危险。

➤水肿检查：预防妊娠高血压疾病。

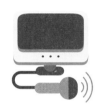

注：以上产检项目可作为孕妈妈产检参考，具体产检项目以医院及医生提供的建议为准。

产检前你需要做的准备

孕期的产检有时很烦琐，时间没安排好，可能当天就不能出结果，第二天还得再来一趟。因此，准爸爸提前做好准备，可以节省不少时间。

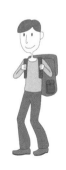

提前帮孕妈妈做好准备

每两周一次的产检继续进行，此时孕妈妈没有心情为去医院做准备。因此，准爸爸应提前帮孕妈妈挑选好方便穿脱的衣服，提醒孕妈妈产检那天换上。

提前安排出行

产检项目较多，准爸爸应帮孕妈妈规划好时间。提前选择好交通工具、安排好去医院的时间；到医院后，孕妈妈在做这一项检查时，准爸爸可到别的科室为下一项检查挂号、取号、排队候诊。

外科检查

孕晚期，许多孕妈妈会有便秘、痔疮的困扰，需进行肛肠外科检查，可以帮助诊断痔疮，并在医生指导下及时治疗。

好爸爸看重点

外出用餐有讲究
尽量不在外面吃饭
保证荤素搭配
不吃油腻、过咸的食物
营养重于口味

讨论谁来照顾月子
家人照顾
请保姆
请月嫂
月子中心

选择月嫂的注意事项
选择正规的家政公司
月嫂必须身体健康
不要忽视面试环节
要签订合同

饮食宜忌
睡前不吃夜宵
换不同种类的鱼吃
无须大量进补
在外就餐选用中餐

看了才知道，准爸爸容易犯的错

虽然知道托腹带要时常清洗，但是准爸爸通常只是用洗衣机洗一下了事，这样做，托腹带的承托效果就会变差。清洗托腹带时，应先将托腹带在 30℃ 以下的温水中浸泡 10 分钟，用无刺激的洗衣液按压清洗之后漂洗 3 遍左右，直到水清。洗完之后放在太阳下晾晒消毒。托腹带不要漂白，不要拧干。

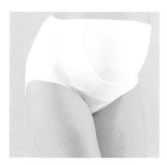

也可选择托腹裤，简单易穿，十分适合孕妈妈。

孕 33 周
满分爸爸这样做

考虑使用托腹带

如果孕妈妈的工作需要长时间站立或走动，准爸爸则需要帮她购买托腹带或托腹裤。使用托腹带或托腹裤，可以支撑腹部，减轻腰部负担及耻骨压力，让孕妈妈感觉轻松很多。

使用托腹带的好处

1. 托起孕妈妈腹部，帮助孕妈妈保持正确姿势，让孕妈妈动作轻快。
2. 缓解孕中晚期因腹部增大带来的腰背疼痛、耻骨痛等身体不适。
3. 保护胎宝宝，使胎宝宝有安定感。
4. 保温，使得孕妈妈腰腹免于受凉受风。

需要穿托腹带的孕妈妈

1. 已经生过宝宝，腹壁比较松弛，易成为悬垂腹的孕妈妈。
2. 怀有多胞胎或确诊为巨大儿，为了改善站立时腹

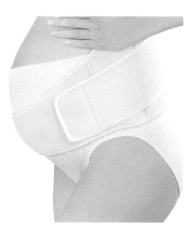

壁严重下垂的孕妈妈。
3. 连接骨盆的多条韧带已经发生松弛性疼痛的孕妈妈。
4. 本来胎位为臀位，经医生做外倒转术转为头位后，可以用托腹带来限制，以免再转为臀位。

穿托腹带的注意事项

孕妈妈穿托腹带时，托腹带不要包得太紧，睡觉的时候应该脱掉。穿戴时间长或包裹得太紧不仅会影响腹部的血液循环，还会影响胎宝宝的发育。

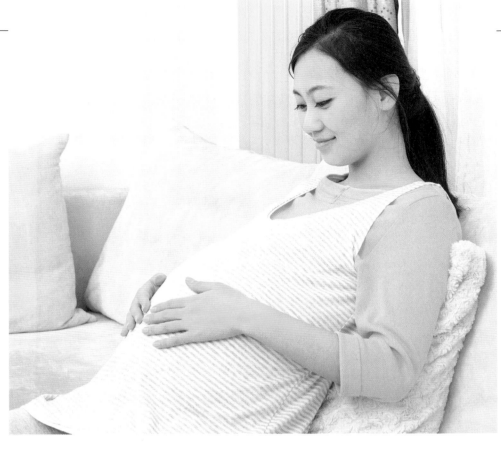

托腹带不要一直用

在家休息的时候最好不要使用托腹带，也不宜长时间绑腹带，以免影响血液循环。

穿戴托腹带时最好躺卧床上固定之后再站立起来，这样才能够完整地固定住。

如何选购托腹带

准爸爸为孕妈妈买托腹带的时候，应选择伸缩弹性强，承压能力强的托腹带。这种托腹带可以从下腹部托起孕妈妈增大的肚子，防止子宫下垂，保护胎位的同时还能减轻孕妈妈腰部受到的压力。应选择可随着腹部的大小进行调整的款式，并且应穿脱方便。材质上应选择吸汗、透气性强且不会闷热的托腹带。如果是可调整的托腹带，整个孕期购买两三件即可，方便清洗轮换。如果是非调整型的，准爸爸要根据孕妈妈腹围的大小，购买不同尺寸的托腹带。

新托腹带需要清洗

即使不直接接触皮肤，新买回来的托腹带也要清洗之后才能使用。

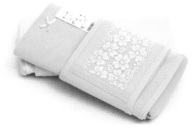

"托腹带的材质以透气、吸汗的棉质为主。**最好不要让托腹带直接接触皮肤**，避免托腹带和皮肤摩擦，或因过敏出现疹子。"

暖男爸爸下厨房

本周要保证孕妈妈摄取足够的热量、蛋白质、维生素和矿物质等营养素，多吃一些鱼、虾、鸡蛋、鸡肉、牛肉、豆制品、谷物，帮助孕妈妈调节情绪，使孕妈妈精力充沛。

爸爸懂营养，妈妈更健康

临近分娩，孕妈妈难免会感到紧张甚至恐惧，准爸爸可以准备一些零食，让孕妈妈通过吃零食的方式转移注意力，有利于缓解孕妈妈内心的焦虑和紧张，保持孕妈妈的好心情。

什锦甜粥

营养功效： 此粥中锌、铜含量丰富，营养又美味，能够为孕妈妈提供充足的营养，促进营养均衡。

◉ 锌　　◎ 铜

原料： 大米 40 克，绿豆、红豆、黑豆各 15 克，核桃仁、葡萄干、白糖各适量。

做法： 1. 大米淘洗干净；绿豆、红豆、黑豆洗净，提前浸泡 1 天。2. 先将各种豆放入盛有适量水的锅中，煮至六成熟，将大米放入，小火熬粥。3. 将核桃仁、葡萄干、白糖放入粥中稍煮即可。

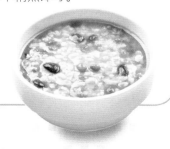

紫薯山药球

营养功效： 山药含有氨基酸、胆碱、B 族维生素、维生素 C 及钙、磷、铜、铁、碘等多种营养素，能满足胎宝宝身体发育所需。

⊛ B 族维生素　　◇ 钙

原料： 紫薯 150 克，山药 100 克，炼乳适量。

做法： 1. 将紫薯、山药分别洗净，去皮，蒸烂后压成泥。2. 在山药泥中混入紫薯泥并加适量蒸紫薯的水，然后拌入炼乳混合均匀，揉成球状即可。

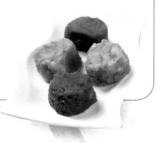

紫菜虾皮豆腐汤

营养功效： 紫菜是补碘的好材料，豆腐、虾皮中的钙和蛋白质的含量都非常高，这道汤不仅口味鲜美，而且营养丰富，有助于胎宝宝骨骼和各器官的快速发育。

◎ 碘　　◇ 钙　　◡ 蛋白质

原料： 紫菜 1 片，豆腐 1 块，虾皮、盐、香油各适量。

做法： 1. 将豆腐洗净，切小块；紫菜掰碎。2. 油锅烧热，放入虾皮炒香，倒入清水烧开。3. 放豆腐块、紫菜碎煮 2 分钟，加入盐和香油调味即可。

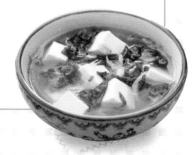

多才爸爸的10分钟胎教课

国学胎教：吟咏"四君子"

梅、兰、竹、菊被称作"四君子"，它们分别象征着傲、幽、坚、淡的品质。正是因为人们向往这种人格境界，所以文人常常作诗文来吟咏赞美。宝宝，爸爸妈妈希望你也能拥有这些高洁的品质。

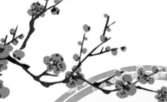

卜算子·咏梅

[宋] 陆游

驿外断桥边，寂寞开无主。
已是黄昏独自愁，更著风和雨。
无意苦争春，一任群芳妒。
零落成泥碾作尘，只有香如故。

竹石

[清] 郑燮

咬定青山不放松，
立根原在破岩中。
千磨万击还坚劲，
任尔东西南北风。

古风·孤兰生幽园

[唐] 李白

孤兰生幽园，众草共芜没。
虽照阳春晖，复悲高秋月。
飞霜早淅沥，绿艳恐休歇。
若无清风吹，香气为谁发。

菊花

[唐] 元稹

秋丛绕舍似陶家，
遍绕篱边日渐斜。
不是花中偏爱菊，
此花开尽更无花。

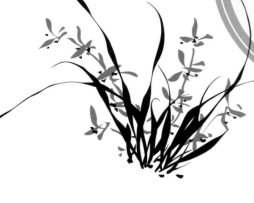

好爸爸看重点

缓解孕妈妈孕晚期疼痛
补钙防胸痛
锻炼肌肉与韧带防耻骨
分离痛
多休息预防脊柱痛
宽松的裤鞋袜防外阴痛

清洗宝宝的衣物被褥
用肥皂和清水清洗
多漂洗几遍保证漂洗
干净
剪去贴身衣物上的商标
暴晒杀菌

帮孕妈妈减压
一起参加分娩课
多多关怀孕妈妈
携手散步
贴身守候

更换文胸
准备哺乳文胸
选择比孕前大一码的
文胸
准备防溢乳垫

孕 34 周
满分爸爸这样做

虽然生个胖乎乎的宝宝是一件让人得意的事儿，但在分娩时会给孕妈妈带来一定的危险，而宝宝太胖也不是什么好事，成年后患高血压、糖尿病的概率较其他人大，所以准爸爸和孕妈妈要警惕巨大儿。

什么是巨大儿

我国新生儿出生体重等于或大于 4 千克，就被称为巨大儿。随着物质生活水平的提高，新生儿的平均出生体重开始增加，巨大儿的发生率也不断上升。

为什么会产生巨大儿

与孕妈妈营养过剩有关。很多孕妈妈只吃大鱼大肉及各种保健品，运动不足，导致自身体重超标，胎宝宝的体重也随之猛增；另外，一些遗传因素以及孕妈妈患有糖尿病或糖耐量减低时，也容易生出巨大儿。

巨大儿有什么不好

巨大儿出生时会导致分娩过程延长，最后不得不采用产钳或胎儿吸引器助产，甚至剖宫产。对母亲可能造成产道撕裂伤，重者甚至发生子宫和膀胱破裂。而且由于胎宝宝过大，胎宝宝娩出后子宫常常收缩不良，还可能造成产妇产后出血甚至死亡。

谨防巨大儿

科学摄取营养，调节生活节奏，这是降低巨大儿发生率的关键。孕妈妈应随时监控体重，按时检查，多听取医生建议。孕期适当运动，比如散步、做孕妇操等，尽量不要整天在家里坐着或者躺着，避免营养过剩。孕中期遵医嘱做糖尿病检查，合理调节饮食，预防妊娠糖尿病的发生。如果发现妊娠糖尿病，更应该遵从医生对营养摄取的指导，控制胎宝宝增长速度，度过一个安全的孕期。

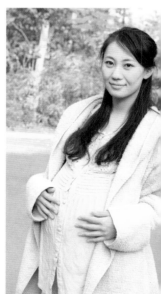

暖男爸爸下厨房

随着胎宝宝的发育，对铜的需求量也急剧增加，孕晚期时，如果孕妈妈体内铜水平过低，极易造成胎膜变薄、弹性和韧性降低，从而发生胎膜早破。

爸爸懂营养，妈妈更健康

补锌和铜是孕妈妈现在三餐饮食的重点，孕晚期应注意膳食合理、营养全面，适当补充富含维生素 C 及铜、锌等微量元素的食物，如坚果类、海产品、动物肝脏、根茎蔬菜等，以降低胎膜早破的概率。

孜然鱿鱼

营养功效：鱿鱼含有丰富的矿物质，对胎宝宝骨骼发育和造血十分有益。

◎ 铜　　◉ 锌

原料：鱿鱼 250 克，洋葱、红椒各半个，白醋、料酒、孜然、葱末、姜末各适量。

做法：1. 鱿鱼洗净，切花刀；洋葱切片；红椒洗净，去蒂，切小块。2. 将切好的鱿鱼块放热水中氽成卷，捞出。3. 油锅烧热，放入葱末、姜末爆香，放入鱿鱼卷翻炒，放洋葱片和红椒块，翻炒均匀后，加入白醋、料酒、孜然，翻炒均匀即可。

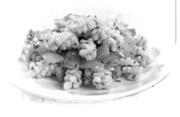

紫菜包饭

营养功效：这道美食能够帮助孕妈妈改善贫血，预防早产。

◉ 锌　　◎ 碘

原料：糯米 100 克，鸡蛋 1 个，紫菜 1 张，火腿条、黄瓜条、沙拉酱、白醋各适量。

做法：1. 黄瓜切条，加白醋腌制；糯米蒸熟，倒入白醋，拌匀凉凉。2. 将鸡蛋摊成饼，切丝。3. 将糯米平铺在紫菜上，再摆上黄瓜条、火腿条、鸡蛋丝、沙拉酱，卷起，切 3 厘米厚片即可。

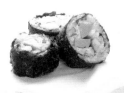

羊肉冬瓜汤

营养功效：冬瓜有很好的利尿消肿的功效，对孕晚期水肿有一定疗效。

◉ 锌　　◇ 钙

原料：羊肉片 50 克，冬瓜 100 克，香油、葱末、姜末、盐各适量。

做法：1. 冬瓜去皮、去瓤，切薄片；羊肉片用盐、葱末、姜末拌匀，腌制片刻。2. 油锅烧热，放冬瓜片略炒，加适量清水，加盖烧开。3. 烧开的锅中加入羊肉片，煮熟后淋上香油。

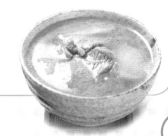

多才爸爸的 10 分钟胎教课

名画胎教：齐白石笔下的水果

《荔枝》

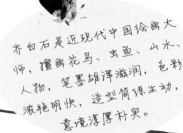

齐白石是近现代中国绘画大师，擅画花鸟、虫鱼、山水、人物，笔墨雄浑滋润，色彩浓艳明快，造型简练生动，意境淳厚朴实。

创作这幅《荔枝》源于齐白石对荔枝的喜爱。他曾三访钦州，对荔枝一见钟情，盛赞荔枝为"果中之尊"。画中篮子里的荔枝娇红欲滴，汁水盈盈，让人忍不住垂涎三尺。

同时，荔枝含有丰富的维生素 C 和蛋白质，适量地吃有助于孕妈妈增强身体免疫力，补充营养。看到这里，孕妈妈是不是也想吃荔枝了呢？

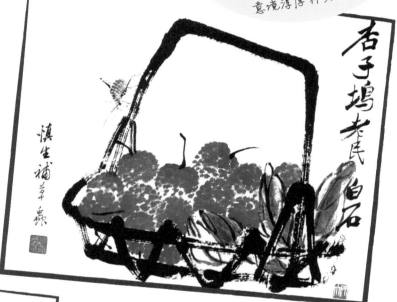

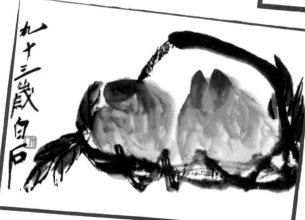

《桃篮》

这幅作品是齐白石的《桃篮》，竹篮之中盛着两个熟透了的硕大的桃子，鲜艳欲滴。竹篮虽然只用粗笔率意而画，但却能给人朴实亲切之感，篮中两个熟透的桃子能给人一种刚从桃园采摘归来的喜悦之感，充满了生活气息，平淡之中富有淳朴的人情味。

十分钟拓展胎教　　音乐　　　散文　　　　运动

《勃兰登堡协奏曲》　　《荷塘月色》　　练习拉梅兹呼吸法

本周胎教推荐

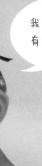

我一定会学有所成.

故事胎教：笨鸟先飞

东汉时期，洛阳乐羊子的妻子是一名诚实善良、知书达礼的贤惠女子，虽然家境贫寒，但非常自爱。

乐羊子在求学期间，一个有钱人赠送给他一大块金子。他收到金子后就回到了家中，将金子拿出来给妻子看，妻子说："我听说有志气的人不喝'盗泉'的水，廉洁清正的人不接受他人傲慢侮辱地施舍的食物，何况是别人有求于你的赠送，你如果得到了这块金子，就会丢失诚实守节、廉洁自律的高尚品行，不要让这块金子影响了你品德的修行。"乐羊子听后十分惭愧，就把金子捐给了乡里，他的妻子还对乐羊子说："因为你不聪明，所以要笨鸟先飞，你应该出外求学。"

在外求学一年后，乐羊子回到家中，妻子问他回来的缘故。乐羊子说："出行在外久了，心中想念家人，没有别的特殊的事情。"妻子听后，快步走到织布机前说道："这些丝织品都是从蚕茧中生出，又在织布机上织成。一根丝一根丝地积累起来，才达到一寸长，一寸一寸地积累，才能成丈成匹。现在如果割断这些正在织着的丝织品，那就会丢弃成功的机会，荒废时光。你要积累学问，就应当'每天都学到自己不懂的东西'，用来成就自己的美德。如果中途就回来了，那同切断这丝织品又有什么不同呢？"乐羊子听了非常感动，出外求学七年都没有回家，最后终于学有所成。

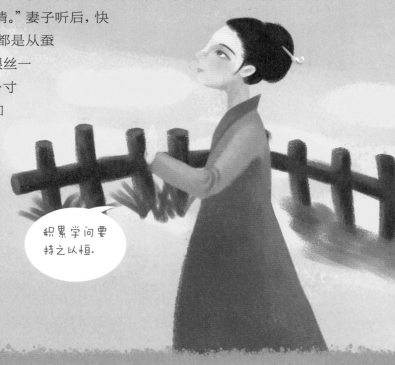

积累学问要持之以恒.

好爸爸看重点

缓解疼痛的方法	心理难产的原因	让孕妈妈放松的方法	选择待产医院的依据	掌握一些分娩技巧
睡觉时左侧卧 不要久站或久坐 可以适当游泳 疼痛时做热敷	受影视剧中情节的影响 难产事件形成害怕情绪 害怕失控感	听轻音乐 给好朋友打个电话 读一本好玩的小说 洗个热水澡	医院的口碑 剖宫产率的高低 能否无痛分娩 离家的远近	营造轻松氛围 调节呼吸频率 分散注意力 不要大喊大叫

看了才知道，准爸爸容易犯的错

有些准爸爸和孕妈妈觉得，只有顺产才会影响到盆底肌功能，这是错误的。整个孕期都是依靠盆底肌来承托日益增大的胎儿，盆底肌肉在持续受压中逐渐松弛，这种现象在未分娩时就已存在。

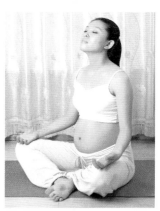

无论孕妈妈是准备顺产还是剖宫产，在孕期都要进行盆底肌训练。

孕35周
满分爸爸这样做

孕晚期，有些孕妈妈大腿根处的骨头可能在站起来、睡觉翻身时感觉疼，有时候还感觉大腿内侧酸痛，阴部也会有痛感。其实，在孕晚期出现这些疼痛和不适，是一种很正常的现象，不用特别担心。日常生活中，准爸爸可以采取一些措施帮助孕妈妈缓解这种疼痛。

什么会导致坐骨神经痛

胎宝宝的增大给了背部压力：到了孕晚期，胎宝宝的重量会给孕妈的背部增加压力，并且挤压坐骨神经，从而导致腰、臀、腿部位产生强烈的刺痛感。

妊娠期的水肿是重要的原因：子宫压迫下腔静脉后，使得静脉回流不畅，水分容易潴留在下肢，会引起下肢凹陷性的水肿，这就容易压迫坐骨神经，导致疼痛症状的产生。

坐骨神经痛怎么办

孕妈妈应避免劳累，多穿平底鞋，并注意休息。可以平躺，将脚架高，使静脉回流增加。

如果疼痛很严重，就要到医院，进行局部的镇痛治疗。比如因耻骨联合分离而疼痛得相当厉害的时候，最好请医生诊治。

"夏天办公室都会开空调，准爸爸要为孕妈妈准备小毯子，盖好双腿，**因为着凉也可能诱发坐骨神经痛。**"

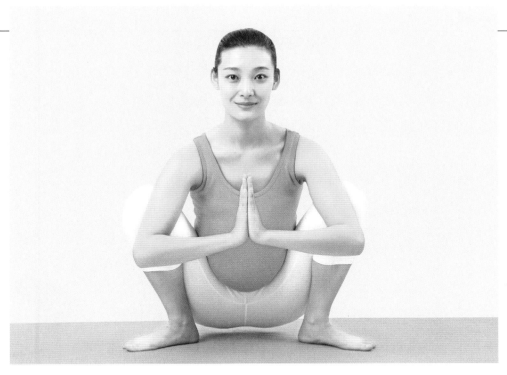

锻炼盆底肌助顺产

分娩时用力的肌肉就是盆底肌，盆底肌弹性大，宝宝也会更容易被推出产道。

提醒孕妈妈锻炼盆底肌

准爸爸可能听孕妈妈抱怨过，在咳嗽、打喷嚏、大笑、走路急时，会出现漏尿的现象。这是因为在咳嗽、打喷嚏时，横膈膜会收缩，进而挤到腹腔，子宫就会压迫膀胱，出现漏尿现象。这时候最好做些盆底肌锻炼，缓解这一症状。

为了解决漏尿的尴尬，可以适当进行盆底肌运动。怀孕期间，加强孕妈妈的盆底肌力量，对缓解孕妈妈骨盆疼痛及顺利生产都很重要。首先站在一扇打开的门前，双手放在内外两侧的门把手上，双脚呈外八字形站立。然后直立下蹲，膝盖大幅弯曲，保持舒服的蹲姿，要保证双脚站稳，用大腿、臀部和手臂的力量帮助自己站立起来。

如果孕妈妈做此动作时体会不到骨盆底部肌肉用力的感觉，也可以尝试在排尿时刻意停止四五次，这样也能锻炼骨盆底部的肌肉，同时还能锻炼会阴。掌握了如何锻炼之后，孕妈妈可以每天在家练习三四次，每次收缩与放松 10 次左右，待熟练之后，可慢慢延长，增加到 50 次左右。

其他方法防漏尿

漏尿的现象会在生完宝宝之后消失。不过经常出现漏尿的现象还是挺尴尬的，孕妈妈应注意每次排尿要排干净，出门前、参加会议或活动前及自由活动期间应及时排尿。在包里备好护垫，解决漏尿的尴尬，但护垫一两个小时要更换一次，防止细菌滋生。此外，咳嗽或打喷嚏时，张开嘴巴，可减轻对横膈膜的压迫，减少漏尿的发生。

暖男爸爸下厨房

孕晚期水肿严重的孕妈妈饮食要适当增加钾、蛋白质、铁的摄入，减少钠的摄入。孕妈妈可以多吃冬瓜、香菇、红枣、土豆、山药、带鱼、香蕉、鸡蛋、豆类、谷物、干果等食物。

爸爸懂营养，妈妈更健康

虽然孕晚期少吃盐可以帮助孕妈妈减轻水肿症状，但不宜忌盐。因为孕妈妈体内新陈代谢比较旺盛，钠的流失也随之增多，因此，准爸爸要保证孕妈妈摄入适量的盐，不能过多，但也不能完全限制。

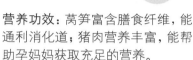

京酱西葫芦

营养功效：西葫芦富含维生素 B_1，可提高孕妈妈的免疫力，降低胎宝宝出生后发生黄疸的概率。

🌾 维生素 B_1

原料：西葫芦 200 克，虾皮、枸杞子、葱花、姜片、盐、料酒、甜面酱、水淀粉、高汤各适量。

做法：1. 将西葫芦洗净切成厚片。2. 锅中放入油烧热后，倒入葱花、姜片、虾皮煸炒，加少许甜面酱。3. 倒入适量高汤，依次放入料酒、盐，再将西葫芦片放入。4. 待西葫芦煮熟后放入枸杞子，用水淀粉勾芡即可。

三丁豆腐羹

营养功效：此汤羹含丰富的蛋白质、钙、锌和维生素 C，很适合孕妈妈吃。

⊙ 蛋白质　🌾 维生素 C

原料：豆腐 1 块，鸡胸肉 50 克，番茄 1/2 个，豌豆 1 把，盐、香油各适量。

做法：1. 豆腐切成块，在开水中煮 1 分钟。2. 鸡胸肉洗净，切丁；番茄洗净，去皮，切小丁。3. 将豆腐块、鸡胸肉丁、番茄丁、豌豆放入锅中，大火煮沸后，转小火煮 20 分钟。4. 出锅时加入盐，淋上香油即可。

莴笋猪肉粥

营养功效：莴笋富含膳食纤维，能通利消化道；猪肉营养丰富，能帮助孕妈妈获取充足的营养。

⊗ 膳食纤维　⊙ 蛋白质

原料：莴笋、猪瘦肉各 30 克，大米 50 克，酱油适量。

做法：1. 莴笋洗净，去皮，切丝；猪瘦肉洗净，切末；大米淘洗干净。2. 将莴笋丝及大米放入锅内，加适量水熬煮；另起油锅，放猪瘦肉末、酱油炒熟备用。3. 煮至米烂粥稠时，放入猪瘦肉末后即可食用。

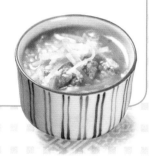

多才爸爸的 10 分钟胎教课

音乐胎教：勃拉姆斯的《摇篮曲》

孕妈妈为胎宝宝送上一首满含母爱的摇篮曲吧。勃拉姆斯的这首《摇篮曲》非常抒情，会令胎宝宝感到十分舒适。

相传，勃拉姆斯为祝贺法贝尔夫人第二个孩子的出生，作了这首平易可亲、感情真挚的摇篮曲。孕妈妈在聆听这首《摇篮曲》时，也可跟着轻轻哼唱，胎宝宝不仅能享受美妙的音乐，还能感知孕妈妈的声音。《摇篮曲》有很好的安神、催眠作用，而且还会激发胎宝宝的想象。既能促进胎宝宝的发育，又可抚慰情绪，为胎宝宝早期音乐启蒙打下良好基础。

约翰内斯·勃拉姆斯出身于音乐家庭，是维也纳的音乐领袖人物，被称为贝多芬以后最伟大的交响曲作曲家之一。

摇篮曲

1=F 3/4
温柔地

```
  3  3 | 5.  3   3 | 5 0  35 | i  7.  6 | 6  5  23 1 |
1.安 睡  吧, 小  宝 贝,    丁    香  红 玫  瑰    在
2.安 睡  吧, 小  宝 贝,    天    使  在 保  佑  你, 在你

  4  2  23 | 4 0  24 | 7 6 5 7 | i 0  11 | i - 64 | 5 - 31 |
轻 轻  爬上 床    陪   你  入梦乡; 愿上帝  保护你, 一直
梦 中  出现  美   丽的  圣诞树; 你静静地安睡吧, 愿你

  4  5  6 | 5 - 1 1 | i - 64 | 5 - 31 | 4  3 2 1 | 1 - ‖
睡 到  天  明, 愿上 帝  保护你, 一直 睡  到 天 明。
梦 见  天  堂, 你静 静  地安睡吧, 愿你 梦  见 天 堂。
```

好爸爸看重点

羊水早破的原因	预防羊水早破的方法	为什么要停止性生活	做好突然入院的准备
胎膜受刺激	加强营养	易造成早产	熟悉前往医院的道路
胎膜发育不良	多卧床休息	易造成产道感染	准备好待产包
胎位不正、骨盆狭窄、羊水过多等	不要进行剧烈活动	易刺激孕妈妈腹部	保持联系方式畅通
羊膜绒毛膜感染	减少性生活	易使孕妈妈疲惫	留出备用钥匙
	定期产检		

看了才知道，准爸爸容易犯的错

有些准爸爸更倾向于顺产，觉得顺产的宝宝更聪明。但其实顺产只是种分娩方式，经过产道挤压可以使宝宝心肺功能得到锻炼，但并不能把宝宝脑子"挤聪明"。分娩时要以平安分娩为主，别只想着顺产宝宝更聪明。

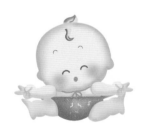

不过顺产确实对孕妈妈的伤害更小，产后恢复也更快。

孕 36 周
满分爸爸这样做

准爸爸一定对分娩痛有所耳闻，如果孕妈妈担心分娩痛难以承受，准爸爸不妨和孕妈妈一起来看看过来人的描述，做好心理准备。到时候有准爸爸的陪伴，分娩会更加轻松。

让过来人告诉孕妈妈分娩痛到底有多痛

分娩痛来时缓慢，逐渐增强，直至痛到极点，最后又缓慢地退去。有人曾诗意地形容它就像是海浪向岸边涌来，最开始平缓不急不徐，浪头逐渐增强，越来越大，直至成为冲击海岸的冲天浪涛，随后潮水慢慢退去……

宫口开全以前是越来越疼，比痛经还要疼，尤其是两三分钟一次的时候，坠疼明显，为了生产时能有力气，孕妈妈不要喊叫，而应轻轻地哼。到

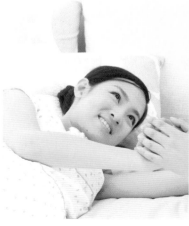

生的时候就是一种排便的感觉，因为胎头压迫，反而感觉不到疼，只有胀，感觉胎头用力往外顶。总体来说，这种疼还是能够承受的。

分娩痛来自哪里

分娩的疼痛均来自于宫缩，宫缩是临产的重要特征，宫缩开始是不规律的，强度较弱，逐渐变得有规律，强度越来越强，持续时间也会越来越长。一般头胎的产妇在宫缩5分钟左右一次时就可以去医院了，而第二胎

的产妇则要在 10 分钟左右出现一次阵痛时就要去医院。

宫缩的时候会觉得像浪潮涌来一样，疼痛感向下腹扩散，可能还会有腰酸或者排便感。每一次宫缩都是为宝宝出生做准备。

当然，疼痛感的强弱也因人而异，所以孕妈妈也不要为此感到害怕，这点痛与见到你亲爱的宝宝比起来就显得不算什么了。

减轻疼痛的方法

缓痛运动

仰卧，屈膝，双腿充分向两侧张开，脚后跟尽量靠近臀部；抬起双腿并用双手抱住大腿，膝盖以下要放松，自然下垂；大口吸气将胸部充满，然后轻轻呼气，如同排便时的感觉那样：呼气 → 吸气 → 结束，共需要 20 秒钟左右。

转移注意力

生产时可以通过与医生聊天或在产房播放音乐等方式来转移注意力，减缓分娩疼痛。

选择适合自己的镇痛措施

可以使用笑气（一氧化二氮）、穴位封闭、阵痛仪等措施，减轻宫缩疼痛。不过这些措施不能完全无痛，不能过于依赖。

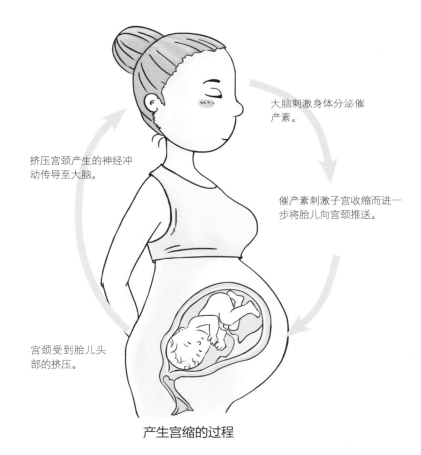

大脑刺激身体分泌催产素。

挤压宫颈产生的神经冲动传导至大脑。

催产素刺激子宫收缩而进一步将胎儿向宫颈推送。

宫颈受到胎儿头部的挤压。

产生宫缩的过程

分娩痛虽然很痛，但并非不可承受，这种痛是在人体承受范围内的。特别痛的时候不要一味集中注意力，可以调节一下呼吸，放松一下。

暖男爸爸下厨房

本周可适当增加富含维生素 C 的食物的摄入，如橙子、西蓝花、番茄等，可降低羊膜早破的概率，因为维生素 C 可以加固羊膜中的胶原构成。

爸爸懂营养，妈妈更健康

越来越接近分娩，准爸爸会发现孕妈妈的食欲又变好了，这是因为为出生做准备的胎宝宝向下滑动，减轻了对胃部的压迫。这时准爸爸一定要让孕妈妈采取分餐、慢食的办法，有规律有条理地进食，以免造成营养过剩。

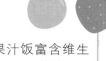

香蕉香瓜沙拉

营养功效：水果与奶香结合，美味可口，能让孕妈妈放松心情，缓解紧张情绪。

⊛ 维生素 C   ⊛ 膳食纤维

原料：香蕉 1 根，香瓜 200 克，酸奶 150 毫升。

做法：1. 香蕉、香瓜分别去皮，取果肉，切成小块。2. 香蕉块与香瓜块一起放在盘中，把酸奶倒入盘中，拌匀即可。

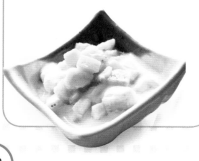

鸡脯扒小白菜

营养功效：鸡胸肉营养充足，还能安抚孕妈妈焦虑的情绪。

⊛ 蛋白质   ⟨⟩ 钙

原料：小白菜 300 克，鸡胸肉 200 克，牛奶、盐、葱花、水淀粉、料酒各适量。

做法：1. 小白菜去根、洗净，切成 5 厘米长的段，用开水焯烫，捞出过凉水；鸡胸肉洗净，切小条，放入开水中氽烫，捞出。2. 油锅烧热，下葱花炝锅，烹料酒，加入盐、鸡胸肉条和小白菜段，大火烧开，加入牛奶，用水淀粉勾芡即可。

什锦果汁饭

营养功效：什锦果汁饭富含维生素 C，可以促进铁、钙等营养成分的吸收。

⊛ 维生素 C   ⊛ 不饱和脂肪酸

原料：大米 200 克，牛奶 250 毫升，苹果丁、菠萝丁、蜜枣丁、葡萄干、青梅丁、碎核桃仁、黄瓜片、熟芝麻、白糖、番茄酱、水淀粉各适量。

做法：1. 将大米洗净，加入牛奶、水煮成饭，加白糖拌匀。2. 将其余食材放入锅内，加水和白糖烧沸，加水淀粉，制成什锦酱料，浇在米饭上，用黄瓜片、熟芝麻点缀即成。

多才爸爸的 10 分钟胎教课

故事胎教：田忌赛马

　　齐国的大将田忌，很喜欢赛马。有一回，他和齐威王约定，要进行一场比赛。他们商量好，把各自的马分成上、中、下三等，比赛的时候，要上等马对上等马，中等马对中等马，下等马对下等马。由于齐威王每个等级的马都比田忌的马强得多，所以比赛了几次，田忌都失败了。

　　有一次，田忌又失败了，觉得很扫兴，比赛还没有结束，就垂头丧气地准备离开赛马场。这时，田忌抬头一看，人群中有个人，原来是自己的好朋友孙膑。孙膑招呼田忌过去，拍着他的肩膀说："我刚才看了赛马，齐威王的马比你的马快不了多少呀！"孙膑还没有说完，田忌瞪了他一眼："想不到你也来挖苦我！"孙膑说："我不是挖苦你，你再同他赛一次，我有办法准能让你赢了他。"田忌疑惑地看着孙膑："你是说另换一批马来？"孙膑摇摇头说："一匹马也不需要更换。"田忌毫无信心地说："那还不是照样得输！"孙膑胸有成竹道："你就按照我的安排办事吧！"

　　齐威王屡战屡胜，正在得意扬扬地夸耀自己马匹的时候，看见田忌陪着孙膑迎面走来，便站起来讥讽地说："怎么，莫非你还不服气？"田忌说："当然不服气，咱们再赛一次！"说着，齐威王轻蔑地说："那就开始吧！"一声锣响，比赛开始了。孙膑先以下等马对齐威王的上等马，第一局田忌输了。齐威王站起来说："想不到赫赫有名的孙膑先生，竟然想出这样拙劣的对策。"孙膑没有回应。接着进行第二场比赛。孙膑拿上等马对齐威王的中等马，获胜了一局。齐威王有点慌乱了。第三局比赛，孙膑拿中等马对齐威王的下等马，又战胜了一局。这下，齐威王目瞪口呆。

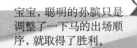

宝宝，聪明的孙膑只是调整了一下马的出场顺序，就取得了胜利。

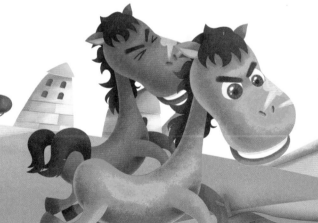

孕 10 月
终于等到这一天

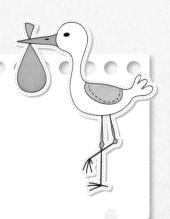

你的宝贝：随时都会来"报到"

孕妈妈和准爸爸要随时准备好和宝宝见面。预产期并不是宝宝出生的准确时间，只有大约四分之一的宝宝会如期地到来，还有四分之一以上的宝宝会比预产期出生得晚，让妈妈爸爸等得心焦。

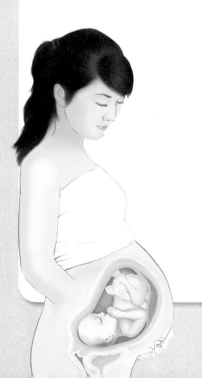

你的妻子：痛并幸福着

孕妈妈的体重已经达到高峰，现在做什么事都感到很费力。带着如此大的肚子连睡觉都不安稳，而且腹部皮肤因为拉得太紧有些瘙痒，腿也很麻木。但是，别担心，马上就要结束这段历程了。

❧ 乳房：乳房已做好了哺乳的一切准备，孕妈妈在体内催乳素的作用下，分娩后不久就分泌乳汁了。

❧ 子宫：子宫容积能达到 5 升左右，高度约32厘米，宽约24厘米。孕妈妈的腰部出现钝痛，并出现临产的各种征兆。

❧ 腹部：腹部压力减弱，呼吸也比上个月容易了，孕妈妈变得轻松起来。

准爸爸必修课

❧ 随时和孕妈妈保持联系，确保在孕妈妈需要的时候第一时间来到她身边。

❧ 临近分娩，孕妈妈会越来越紧张，准爸爸尽量不要出差，多一些时间陪伴孕妈妈，并经常与她一起去散步，这样既有助于孕妈妈保持稳定的情绪，又可减轻便秘或下肢水肿。

❧ 照顾好孕妈妈的饮食起居，逗孕妈妈开心，和孕妈妈一起畅想宝宝的可爱，鼓励孕妈妈以增强生产的信心。

❧ 学习产后护理母婴的方法。

❧ 和孕妈妈及医生商量，决定分娩方式。

❧ 在孕妈妈生产后问候并且真诚地赞美她。

陪老婆去产检，准爸爸这样做

本月，胎宝宝随时可能出生，每周 1 次的产检仍要继续进行，除此之外，孕妈妈随时可能分娩，因此准爸爸一定要陪妻子做最后几次的产检，让孕妈妈安心。

本月产检项目

- ➡ 羊膜镜检查：判断胎宝宝安危的检查，主要用于高危妊娠以及出现胎儿窘迫征象或胎盘功能减退的检测。
- ➡ 胎心监护：推测宫内胎宝宝有无缺氧。
- ➡ 胎位检查：确定孕妈妈采取顺产还是剖宫产。
- ➡ 胎宝宝成熟度检查：一般临床采用测量子宫底高度和腹围的方法，按公式计算胎宝宝体重，根据羊水来推测胎龄。
- ➡ 手摸宫缩：宫缩的频率和强度是指导医生进行相应处理的依据。
- ➡ B 超检查：本次 B 超将为确定分娩的方式提供可靠的依据。
- ➡ 测量宫高、腹围：本月测量宫高和腹围可判断胎宝宝是否成熟。

注：以上产检项目可作为孕妈妈产检参考，具体产检项目以医院及医生提供的建议为准。

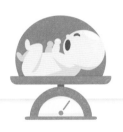

产检前你需要做的准备

准爸爸在陪孕妈妈产检时应该干点啥呢？赶快来看一看吧！提前做好准备，胎宝宝才能更顺利降生。

准爸爸全程陪同产检

孕妈妈产检时准爸爸一定要全程陪同，不要让孕妈妈单独外出，取化验单等事情都可以由准爸爸代劳。

羊膜镜检查前要调整好情绪

检查前要调整好情绪，防止因过度紧张而影响检查结果。准爸爸和孕妈妈说说话，聊聊胎宝宝出生后的事情，让孕妈妈保持良好的情绪。

和医生商量分娩方式

准爸爸在陪检时，要仔细听取医生的建议，共同商量以何种方式分娩。

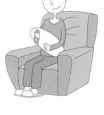

入院相关事项理清楚

入院、住院的相关事项，准爸爸也要帮孕妈妈提前问好了，如需要带的证件、需要办理的流程、紧急情况时怎么做，都要问清楚，避免遇到突发状况而慌乱。

好爸爸看重点

选择分娩方法
条件允许尽量顺产
条件不好则剖宫产
孕妈妈怕疼，试试
无痛分娩
音乐让分娩更轻松

注重饮食质量
多吃些优质蛋白质
多吃新鲜蔬果
忌吃辛辣、油腻、
过甜、过咸的食物
添加零食和夜宵

需会阴侧切的情况
会阴弹性差、阴道
口狭小
胎头较低但胎宝宝
明显缺氧
胎宝宝心率有异常

做好住院准备
注意个人清洁
严禁性生活
在家附近活动
确认待产包
入院预约

需要马上去医院的情况
羊膜破裂
阴道出血
宫缩稳定且加剧
胎动减少

孕 37~38 周
满分爸爸这样做

看了才知道，准爸爸容易犯的错

本月准爸爸就不要再督促孕妈妈服用鱼肝油和钙剂了。此时胎宝宝的生长发育已经基本成熟，能够吸收利用的营养十分有限，无法吸收的营养反而会加重孕妈妈的代谢负担。

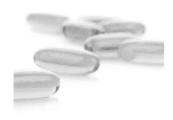

鱼肝油的营养成分比较有限，孕妈妈和准爸爸不要过度依赖。

临近分娩，孕妈妈难免会感到紧张，稍有动静就觉得自己要生了，准爸爸和孕妈妈来认识一下真假临产，免得一惊一乍。同时，准爸爸最好叮嘱孕妈妈在孕 10 月做做助产运动，这对顺产和产后恢复大有裨益。

如何辨别真假临产

许多没生产过的孕妈妈都不太了解真假临产的区别，一有宫缩迹象就以为要生了，结果到医院才知道是假临产。

一般而言，孕晚期经常出现假临产，特点是自觉轻微腰酸，伴有不规则腹坠，而且持续时间较短，往往少于半分钟，程度不重而且并不逐渐加强，这些症状多在夜间出现，而清晨又消失，不伴有子宫颈管长度的改变，也不伴有子宫口的扩张，常被称为假临产。

真假临产对照表

真临产	假临产
宫缩有规律，每 5 分钟一次	宫缩无规律，每 3 分钟、5 分钟或 10 分钟一次
宫缩逐渐增强	宫缩强度不随时间增强
当行走或休息时，宫缩不缓和	宫缩随活动或体位的改变而减轻
宫缩伴随见红	宫缩通常不伴有黏液增多或见红
宫颈口逐渐扩张	宫颈口无明显改变

远离那些夸张的分娩信息

孕期在学习孕产知识时，尽量避免看那些过于夸张的分娩画面和节目，尽量避免点击具有明显"噱头"形式的分娩视频；也请告诉周围的亲朋，不要讲那些负面的消息和故事。其实,分娩是女性天生就具有的能力,是女性成长过程中的一件很自然的事。孕妈妈抱着"船到桥头自然直"的想法就可以,身体的本能会带领孕妈妈度过这段时期。

陪孕妈妈做做助产运动

下面这些简单的运动,可以帮助孕妈妈顺利分娩。准爸爸可以督促孕妈妈经常做一做,不要让她偷懒。

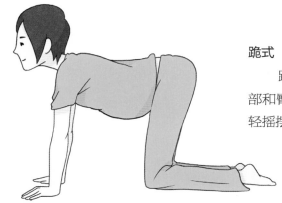

跪式

跪在床上或垫子上,用双臂支撑,背部和臀部尽量保持在一条直线上,上下轻轻摇摆骨盆,可加强腰部肌肉力量。

靠墙站

背部靠墙站立,两脚分开,与肩同宽,靠着墙慢慢上下滑动身体,有助于打开骨盆。

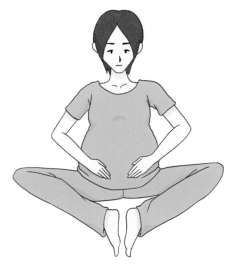

盘腿坐

盘腿坐,两脚脚掌相对,双手轻按腹部或膝盖,可拉伸大腿与骨盆肌肉。

暖男爸爸下厨房

孕妈妈要将饮食重点放在午餐上，除此之外，还可以摄取一些有助于缓解紧张情绪的食物，如菠菜、胡萝卜、芦笋等。

爸爸懂营养，妈妈更健康

准爸爸要看好孕妈妈，此时即使胃口再好，也不能吃得过多。此外，越是接近预产期，就越应该多吃些含铁丰富的蔬菜，如菠菜、紫菜、芹菜、海带、木耳等，以及新鲜的水果，这样可以为分娩储存足够的铁。

菠菜鸡蛋饼

营养功效：此饼中碳水化合物含量丰富，可为胎宝宝补充能量。

🥯 碳水化合物　　🥚 蛋白质

原料：面粉 100 克，鸡蛋 2 个，菠菜 3 棵，火腿 1 根，盐、香油各适量。

做法：1. 面粉倒入大碗中，加适量温水，再打入 2 个鸡蛋，搅拌均匀。2. 菠菜择洗干净，焯水，切碎放入蛋面糊里；火腿切丁，拌入蛋面糊里。3. 蛋面糊中加入适量盐、香油，混合均匀。4. 平底锅加少量油，倒入蛋面糊煎到两面金黄即可。

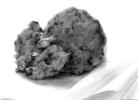

牛肉卤面

营养功效：这道面食适合在产前补充体力时吃，兼有补血的效果。

🍈 维生素 B_{12}　　🥕 胡萝卜素

原料：挂面 100 克，牛肉 50 克，胡萝卜 1/2 根，红椒 1/4 个，竹笋 1 根，酱油、水淀粉、盐、香油各适量。

做法：1. 将牛肉、胡萝卜、红椒、竹笋洗净，切小丁。2. 挂面煮熟，过水后盛入汤碗中。3. 油锅烧热，放牛肉煸炒，再放胡萝卜丁、红椒丁、竹笋丁炒熟，加入酱油、盐、水淀粉调味，浇在面条上，淋几滴香油即可。

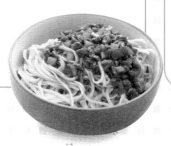

鸡肝粥

营养功效：鸡肝有补铁、补血的作用，孕妈妈产前食用有增强体力、调养气血之功效。

🍖 铁　　🥯 碳水化合物

原料：鸡肝 50 克，大米 50 克，葱花、姜末、盐各适量。

做法：1. 鸡肝洗净，切片；大米洗净。2. 鸡肝片与大米同放锅中，加清水适量，煮为稀粥。3. 待粥好时放入葱花、姜末、盐稍煮即可。

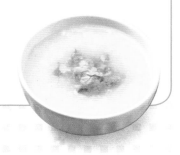

多才爸爸的 10 分钟胎教课

名画胎教：莫奈笔下的《睡莲》

《睡莲》是莫奈晚期作品的一大系列，1880 年之后，莫奈在吉维尼造了一座小花园，住在里面作画。他喜欢把水与空气和某种具有意境的情调结合起来，这样产生了《睡莲》组画。沿着水面，美丽的睡莲一片片向湖面远处扩展开来，画家利用了树的倒影，衬托出花朵的层次，是十分有创造性的构思。

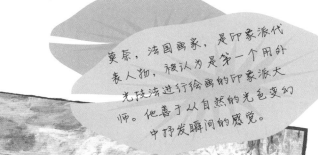

莫奈，法国画家，是印象派代表人物，被认为是第一个用外光技法进行绘画的印象派大师。他善于从自然的光色变幻中抒发瞬间的感觉。

不管刮风下雨、阴雨绵绵还是阳光灿烂、微风习习，无论是白天还是傍晚，莫奈总是坐在池塘边，观察自然，感受光线，用画笔记录下来。

他以花园中的睡莲、百子莲、垂柳与日本桥为对象，画出了各色的《睡莲》，也是为世人所景仰的传奇之作。

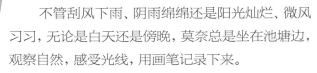

好爸爸看重点

临产信号
子宫底下降
规律宫缩伴随见红
破水

减轻疼痛的方法
练习缓痛的运动
转移注意力
选择适合自己的缓
解阵痛措施

帮妻子缓解阵痛
鼓励与赞美
制造轻松气氛
准备可口的食物
协助妻子如厕
引导妻子呼吸

分娩饮食宜忌
坚持少食多餐
待产时适当进食
顺产前吃巧克力
和木瓜
剖宫产前禁食

应对过期妊娠
运动催产
淋浴催产
乳头刺激
药物催产

**看了才知道，
准爸爸容易犯的错**

胎位不正不一定要剖宫产。
胎位不正的产妇在分娩时需
根据胎儿体位决定分娩方
式，医生会与孕妇商量如何
选择。如果经过调整，胎儿
转为头位，顺产仍是首选。
如果调整不回来，选择剖宫
产较为安全。

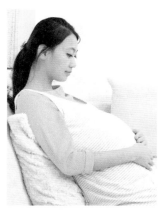

医生会给产妇、家属分析利弊，
和准爸孕妈一起做出选择。

孕 39~40 周
满分爸爸这样做

孕妈妈最后一次产检的时候，最好向医生详细询问到底出现什么身体信号才该去医院。许多孕妈妈感觉肚子痛，第一反应就是要生了，可医生检查后发现不是真的要生了。了解后能提前有个心理准备，以免到时手忙脚乱。

陪产爸爸必做的 N 件事
引导妻子正确呼吸

如果准爸爸准备一直陪伴在产床旁边，面对分娩只需要掌握一种技能——引导妻子控制呼吸，这个时候产妇因为阵痛早已把之前学过的呼吸法全忘记了，准爸爸要提醒她。在第一产程运用呼吸法镇痛，准爸爸可以陪孕妈妈一起做。第二产程时准爸爸要指点孕妈妈大口吸气后憋气，往下用力，吐气后再憋气，用力，直到宫缩结束；而当胎头娩出 2/3 或产妇有强烈的便意时，要哈气，即嘴巴张开，全身放松，像喘息般急促呼吸，准爸爸可以给妻子数着哈气"1、2、3、4、5"，切不要用力过猛，避免会阴裂伤。

随时鼓励妻子

准爸爸的站位应以不妨碍医护人员行动为原则，一般站在产妇头部的左侧方比较好。整个分娩期间，准爸爸要随时鼓励妻子，比如说"我看到宝宝的头了，还差一点点！""你做得很棒！咱们马上就要成功了。""握着我的手，再用力一次。"

按摩妻子的手

按摩妻子的手，哪怕只是单侧的按摩，也能对妻子的情绪起到很好的安抚作用。

给妻子补充水分和能量

在分娩过程中，产妇大汗淋漓，消耗了很大体力，准爸爸可让妻子吃点巧克力以补充能量，也可用棉棒蘸上温开水，擦拭妻子双唇，以补充水分。

辅导妻子用力

准爸爸要适时提醒妻子收缩下巴，将嘴巴紧闭，依靠腰背部下坠和脚跟踩踏的力量将胎儿娩出。准爸爸可轻拍妻子的手臂和肩膀，让她尽量在阵痛间隙放松，然后伴随下次宫缩，手握产床旁边的把杆，将力量使到下半身。

鼓励妻子做缓解阵痛运动

从阵痛开始到正式分娩，大概还需经历若干小时，孕妈妈不要坐等一波又一波阵痛的来临，而是要让身体动起来，以分散注意力，缓解阵痛。

缓解阵痛方法

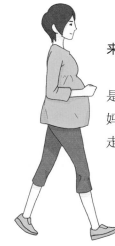

来回走动

在阵痛刚开始还不是很剧烈的时候，孕妈妈可以下床走动，一边走一边匀速呼吸。

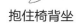

抱住椅背坐

像骑马一样坐在有靠背的椅子上，双腿分开，双手抱住椅背。

扭腰

两脚分开，与肩同宽，深呼吸，闭上眼睛，同时前后左右大幅度地慢慢扭腰。

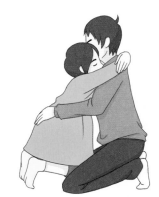

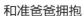

和准爸爸拥抱

双膝跪地，臀部坐在自己脚上，双手抱住准爸爸，可放松心情。

"如果孕妈妈是有计划实施剖宫产的，**手术前一天晚上 12 点以后不要吃东西，以保证肠道清洁，减少术中感染。手术前 6~8 小时不要喝水，以免麻醉后呕吐，引起误吸。**"

暖男爸爸下厨房

临产前，由于宫缩干扰和睡眠不足，孕妈妈胃肠道分泌消化液的能力降低，吃进的食物从胃排到肠道里的时间会增加。因此，产前孕妈妈不要吃不容易消化的食物。

爸爸懂营养，妈妈更健康

分娩是体力活，但是准爸爸不要为了储备体能而让孕妈妈补充大量的热量和营养素，否则会加重肠胃负担，造成腹胀。这时孕妈妈可以吃一些少而精的食物，诸如鸡蛋、牛奶、瘦肉、鱼虾和豆制品等，以便顺利分娩。

肉菜粥

营养功效： 肉菜粥营养丰富且易吸收，能有效补充能量，适合临产的孕妈妈食用。

👐 蛋白质　　🍠 碳水化合物

原料： 大米 50 克，猪瘦肉馅 20 克，青菜 50 克，酱油适量。

做法： 1. 大米洗净；青菜洗净，切碎。2. 油锅烧热，倒入猪瘦肉馅翻炒，再加入酱油和适量水，将大米放入锅内，煮熟后加入青菜碎，煮至熟烂即可。

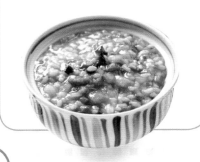

鲜虾粥

营养功效： 虾仁富含蛋白质，与大米煮粥营养丰富易消化，适合孕晚期食用。

👐 蛋白质　　🍠 碳水化合物

原料： 大米、虾仁各 50 克，芹菜、香菜叶、盐各适量。

做法： 1. 大米洗净，煮成粥；芹菜择洗干净，入沸水中焯烫，凉凉切碎；虾仁入沸水中煮熟。2. 将芹菜碎、虾仁放入粥锅中稍煮，用盐调味，撒上香菜叶即可。

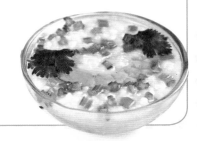

番茄菠菜面

营养功效： 番茄菠菜面可增强食欲，还利于孕妈妈的消化吸收。

🍠 碳水化合物　　🥄 铁

原料： 番茄、菠菜各 50 克，面条 100 克，鸡蛋 1 个，盐适量。

做法： 1. 鸡蛋打匀成蛋液；菠菜洗净，焯水后切段；番茄洗净，切块。2. 油锅烧热，放入番茄块煸出汤汁，加水烧沸，放入面条，煮熟。3. 将蛋液、菠菜段放入锅内，用大火再次煮开，出锅时加盐调味即可。

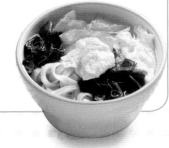

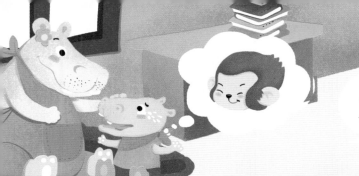

小河马，
你怎么啦？

多才爸爸的 10 分钟胎教课

故事胎教：不想借东西的小河马

妈妈下班回到家，看见小河马嘴巴噘得高高的，便问："小河马，你怎么啦？"小河马说："妈妈，小猴子把我的玩具火车借走了。"

妈妈摸着小河马的脑袋说："没关系，他会还给你的。"小河马说："可我自己还没玩好呢。"

"原来你是怕朋友不高兴，才把东西借给人家的呀！"妈妈说，"但是，你知道吗？如果你不想把东西借给别人，你也可以拒绝的。你可以对他说'这个东西我还没有玩好，过几天再借给你好吗？'""原来还可以这样啊。"小河马点点头。

第二天，小花狗来小河马家玩，指着桌上的漫画书，说："小河马，这本漫画书能借我看看吗？"小河马连忙说："可是我还没有看完。我看完了再借给你，好吗？"说完，紧张地看着小花狗。小花狗说："好啊，那你看完了再借给我吧。"

后来，小河马看完漫画书，就把它借给了小花狗。小花狗还高兴地说："小河马，你真好！谢谢你。"

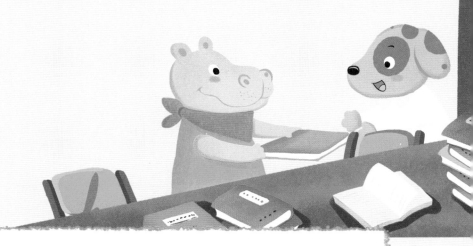

图书在版编目（CIP）数据

准爸爸 40 周成长记：从好老公到好爸爸 / 汉竹编著 . -- 南京：江苏凤凰科学
技术出版社，2019.12
（汉竹•亲亲乐读系列）
ISBN 978-7-5713-0151-4

Ⅰ . ①准… Ⅱ . ①汉… Ⅲ . ①孕妇－妇幼保健－基本知识 Ⅳ . ① R715.3

中国版本图书馆 CIP 数据核字 (2019) 第 034335 号

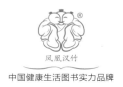

中国健康生活图书实力品牌

准爸爸 40 周成长记：从好老公到好爸爸

编　　　著	汉　竹
责 任 编 辑	刘玉锋
特 邀 编 辑	李佳昕　张　欢
责 任 校 对	郝慧华
责 任 监 制	曹叶平　刘文洋

出 版 发 行	江苏凤凰科学技术出版社
出版社地址	南京市湖南路 1 号 A 楼，邮编：210009
出版社网址	http://www.pspress.cn
印　　　刷	北京博海升彩色印刷有限公司

开　　　本	715 mm×868 mm　1/12
印　　　张	15
字　　　数	300 000
版　　　次	2019 年 12 月第 1 版
印　　　次	2019 年 12 月第 1 次印刷

标 准 书 号	ISBN 978-7-5713-0151-4
定　　　价	39.80 元

图书如有印装质量问题，可向我社出版科调换。